rororo

Zu diesem Buch Welche Frau kennt sie nicht, diese Tage? Bei der Arbeit will einem rein gar nichts gelingen; egal, was der Partner sagt, es ist falsch; und schließlich sitzt man auf der Couch und vergießt Tränen bei der Vorabendserie. Das nennt man PMS. Und Clint Witchalls weiß, wie es sich anfühlt. Über ein Jahr nahm er an einer klinischen Studie teil, um die «Pille für den Mann» zu testen: Er ließ sich ein Röhrchen in den Oberarm einpflanzen mit einem Hormon, das die Samenproduktion abstellt – und die Produktion von Testosteron, weshalb er außerdem alle zehn Wochen eine Testosteron-Injektion erhielt. In seinem Tagebuch beschreibt Clint Witchalls mit viel Sinn für Humor die Höhen und Tiefen seiner hormonellen Achterbahnfahrt.

Der Autor Clint Witchalls arbeitet als freier Journalist unter anderem für *Independent* und *Guardian*. Er lebt mit seiner Familie in London.

Clint Witchalls

Die Pille & ICH

Rowohlt Taschenbuch Verlag *** *Deutsch von Hucky Maier*

EIN MANN IM SELBSTVERSUCH

Danksagung
Ich danke Jon Turney und Emily Mayhew für ihre Hilfe bei der ersten Ausarbeitung dieses Buchs. Mein Dank gilt auch Julia Suchorski, meiner Lektorin, für ihre Unterstützung und ihre Geduld, und nicht zuletzt Christoph Drösser von ZeitWissen für die Erstveröffentlichung meiner Geschichte.

Anmerkung
Manche Gespräche habe ich aus dem Gedächtnis wiedergegeben. Die Gespräche im Krankenhaus sind im Wortlaut exakter, da ich mir in der Regel während der Gespräche Notizen machte oder den Inhalt unmittelbar danach niederschrieb. In einigen Fällen habe ich die Gespräche im Krankenhaus mit Erlaubnis des jeweiligen Arztes aufgenommen. Im Sinne eines besseren Erzählflusses habe ich die Eckdaten der ein oder anderen Begebenheit leicht modifiziert. Zum Schutz der Privatsphäre einzelner Personen habe ich außerdem manche Namen geändert.

Originalausgabe
Veröffentlicht im Rowohlt Taschenbuch Verlag,
Reinbek bei Hamburg, April 2007

Umschlaggestaltung ZERO Werbeagentur, München
(Umschlagfoto/Illustration ZERO Werbeagentur, München)
Satz aus der Bitstream Charter PostScript (InDesign) bei
Pinkuin Satz und Datentechnik, Berlin
Druck und Bindung Druckerei C. H. Beck, Nördlingen
Printed in Germany
ISBN 978 3 499 62175 8

Für Sam, meine Frau,
für ihre unendliche Geduld

Einleitung

An einer klinischen Studie teilzunehmen ist leichtverdientes Geld. Jedes Jahr melden sich mehrere Tausend gesunde Menschen freiwillig, um neue Medikamente zu testen. Sie verbringen ein paar Wochen im Krankenhaus und können schließlich einen Scheck in Höhe von ca. £2000 in Empfang nehmen. Die Probanden stehen wegen möglicher Gegenanzeigen und Nebenwirkungen unter ständiger ärztlicher Beobachtung, können aber die meiste Zeit tun und lassen, was sie wollen – Videospiele spielen, Musik hören oder mit anderen Probanden plaudern. Man reißt sich bei dem Job kein Bein aus, und außerdem lauern weniger Gefahren als bei einem Job auf dem Bau.

Viele Probanden sind Rucksacktouristen – junge Leute aus Australien und Südafrika, die nach der Schule ein Jahr lang durch die Welt tingeln und mit Gelegenheitsjobs ihre Reisekasse aufbessern. Ein paar Probanden sind Engländer. Der ein oder andere bestreitet seinen Lebensunterhalt damit, den meisten jedoch geht es lediglich um schnell- und leichtverdientes Geld. Nav Modi, 24, Student aus dem Londoner Eastend, brauchte zum Beispiel Geld für einen neuen Laptop und bewarb sich bei Parexel, einer Firma, die klinische Studien für pharmazeutische Unternehmen durchführt.

Klinische Studien werden in drei Phasen unterteilt. In Phase I werden Sicherheit und Verträglichkeit neuer Medikamente getestet. Das Medikament wird kleinen Gruppen gesunder Probanden verabreicht, die stationär unter ständiger ärztlicher Beobachtung stehen. Hat ein Medikament Phase I erfolgreich durchlaufen, folgt

Phase II, in der es den Pharmaleuten um die «klinische Wirksamkeit» geht, also darum, ob das Medikament anschlägt. In diesem Stadium wird auch die entsprechende Dosierung festgelegt. Phase II wird in der Regel ambulant durchgeführt. In Phase III wird weiterhin die Wirksamkeit des Medikaments getestet, allerdings ist die Probandengruppe wesentlich größer (zwischen 1000 und 3000 Personen). Obwohl Phase I die risikoreichste ist, weil das Medikament zuvor noch nie an Menschen getestet wurde, steht sie bei den Freiwilligen am höchsten im Kurs. Der Klinikaufenthalt ist kurz – höchstens ein paar Wochen –, und die Entlohnung ist höher als für Phase II. (Für Phase III gibt es gewöhnlich überhaupt kein Geld.) Alle Medikamente, die in Phase I getestet werden, sind bereits in Tierversuchen an mindestens zwei Tiergattungen erprobt worden. Wird das Medikament als sicher genug eingestuft, um in einer klinischen Studie an Menschen getestet zu werden, erfolgt die Zulassung für Phase I.

Modi meldete sich zu einer Studie der Phase I an, bei der ein neues Medikament namens TGN1412 getestet wurde. Nach ordentlicher Zulassung ein Medikament zur Behandlung von multipler Sklerose, Leukämie und rheumatoider Arthritis. Modi unterschrieb eine 16-seitige Einwilligungserklärung und wurde in die Northwick-Park-Klinik in Harrow im Londoner Norden eingewiesen.

Am Dienstag, dem 14. März 2006, bekam Modi zusammen mit fünf weiteren Probanden seine erste TGN1412-Spritze. Innerhalb weniger Stunden schrien die Männer vor Schmerz, mussten sich übergeben, krümmten sich auf dem Boden, rissen sich die Kleider vom Leib und flehten um Hilfe.

TGN1412 ist ein monoklonaler Antikörper, ein Protein, das den Körper vor Infektionen schützt. Behandlungsverfahren mit Antikörpern beruhen gewöhnlich darauf, biologische Reaktionen des

Körpers (Antagonisten) herunterzufahren. TGN1412 sollte als Antagonist T-Zellen aktivieren, um eine Überreaktion hervorzurufen, welche die T-Zellen absterben lässt. (T-Zellen greifen bei Autoimmunkrankheiten wie rheumatoider Arthritis gesundes Gewebe an.) Aber die Dinge liefen nicht nach Plan. Es kam zu einer unerwarteten biologischen Reaktion, die bei den Probanden ein multiples Organversagen auslöste.

Während der darauf folgenden Wochen beherrschte das Debakel um die Medikamentenstudie die Schlagzeilen der britischen Presse. Parexel, die für die Rekrutierung der Probanden zuständige Firma, stand im Mittelpunkt des Interesses. Obwohl das Medikament von TeGenero, einem kleinen deutschen Biopharmahersteller, entwickelt wurde, war dennoch Parexel in dessen Auftrag für die Durchführung der Studie verantwortlich. Die Öffentlichkeit wollte wissen, warum das Medikament allen sechs Testpersonen gleichzeitig und in gleichen Dosen (je nach Kilogramm Körpergewicht) verabreicht wurde. Außerdem, warum die beiden Placeboprobanden aus dem Krankenhaus entlassen wurden, bevor sie geoutet wurden (das heißt, bevor verifiziert wurde, ob sie ein Placebo oder das echte Medikament bekommen hatten).

Myfanwy Marshall, die Freundin eines betroffenen Probanden, wurde in der BBC interviewt. Sie war außer sich und beschrieb ihren Freund als «Elefantenmenschen». Die Boulevardblätter schossen sich darauf ein und bezeichneten das Präparat fortan als das «Elefantenmenschen-Medikament».

«Wir glauben, dass die verantwortliche Firma einfach sechs junge, kerngesunde Männer genommen und ihnen ein tödliches Gift gespritzt hat», erklärte Marshall in der BBC. Die Presse wollte Blut sehen. Es war davon die Rede, Freiwillige seien zur Teilnahme an klinischen Studien regelrecht geködert worden. Auch davon, dass es den Pharmaherstellern nicht schnell genug gehen könne, ihr Präparat auf den Markt zu bringen. Es gab Gerüchte, wonach bei Tierversuchen mit dem Medikament ein Hund eingegangen sei (was sich später als unbegründet herausstellte). Die Presse wollte einen Schuldigen um jeden Preis, nur – es gab keinen. In vorklinischen Studien verursachte das Medikament bei Kaninchen und Affen keinerlei Nebenwirkungen, und das bei einer Dosis, die 500 Mal höher lag als bei menschlichen Probanden; und auch Parexel hatte sich offensichtlich an die Vorgaben gehalten.

In den darauf folgenden Wochen kamen die Probanden wieder auf die Beine und wurden aus der Klinik entlassen. Alle erzählten sie ihre Horrorgeschichte. «Ich dachte, es drückt mir die Augen raus», erzählte Modi der *Sun*. «Ich schrie ‹Helfen Sie mir bitte, Herr Doktor, helfen Sie mir!›, aber er sagte nur, ich solle mich hinlegen, und brachte mir dann eine Paracetamol-Tablette – eine einzige. Es war wie ein schrecklicher Albtraum.»

Obwohl alle Probanden die Klinik schließlich verlassen konnten, wurden sie darauf hingewiesen, dass sie jetzt besonders anfällig für Autoimmunkrankheiten seien – ironischerweise genau für die Krankheiten, zu deren Behandlung TGN1412 entwickelt worden war. Im Juni 2006 wurde der 20-jährige Ryan Wilson als Letzter aus der Klinik entlassen. Man teilte ihm mit, dass man ihm alle Zehen sowie einzelne Fingerglieder amputieren müsse. Bis jetzt hat jeder der Probanden eine Vorauszahlung von £ 10 000 erhalten. Ihre Anwälte fordern Schadensersatz in Höhe von £ 5 Millionen.

TeGenero war nicht mehr in der Lage, weitere Investitionen zu tätigen, die Firma meldete Konkurs an und ließ die Versicherungen für die Entschädigungssummen aufkommen.

Die MHRA, die britische Regulierungsbehörde fürs Gesundheitswesen, also das Organ, welches das Verfahren zuließ, führte eine Untersuchung durch. Obwohl man Verfahrensfehler feststellte, kam man zu dem Schluss, dass die heftige Gegenreaktion nicht vorherzusehen war. Professor Kent Woods von der MHRA meinte: «Wir sind überaus zufrieden, dass die unerfreulichen Vorfälle, die geschehen sind, nicht auf Fehler bei der Herstellung von TGN1412, seiner Zusammensetzung, Dosierung oder Applikation bei den Teilnehmern der Studie zurückzuführen sind.» Ein Rechtsanwalt, der zwei der Geschädigten vertrat, bezeichnete die Untersuchung der MHRA als «Reinwäsche».

Die Regierung berief eine Expertenkommission zur Untersuchung des Designs von Phase I einer klinischen Studie. Diese veröffentlichte im Juli 2006 einen Zwischenbericht. Darin wurde unter anderem empfohlen, die Anfangsdosis lediglich einer Person zu verabreichen und nicht der gesamten Probandengruppe wie im Fall von TGN1412. Außerdem sollten Medikamente, die auf das Immunsystem wirken, nicht an gesunden Probanden getestet werden, sondern besser an Patienten, die wegen einer Immunkrankheit in ärztlicher Behandlung sind. Professor Gordon Duff, Vorsitzender der Kommission, erklärte, dass klinische Studien in puncto Sicherheit «eine ausgezeichnete Bilanz» aufwiesen.

Die Empfehlungen der Expertenkommission kratzten nur an der Oberfläche. Wenn wir neue Medikamente wollen, müssen wir uns damit abfinden, dass die Entwicklung dieser neuen Medikamente immer mit einem gewissen Risiko verbunden ist. Während sich die Medien schwertaten, dies zu akzeptieren, schien die Öffentlichkeit ein besseres Risikoverständnis zu haben. Unmittelbar nach dem TeGenero-Debakel vermuteten die Medien, Firmen wie Parexel hätten nun Schwierigkeiten, Probanden zu gewinnen. Sie lagen falsch. Unternehmen, die klinische Studien durchführen, verzeichneten einen *Anstieg* freiwilliger Probanden, seitdem die Sache ans Licht kam. Viele Leute waren sich ganz offensichtlich der Tatsache nicht bewusst, dass man sein Geld nun wirklich nicht leichter verdienen kann. Und an einer klinischen Studie teilzunehmen ist immer noch ungefährlicher, als über die Straße zu gehen. Das soll nicht heißen, dass nichts schiefgehen *kann*.

* * *

Von Mai 2004 bis Oktober 2005 nahm ich an einer klinischen Studie für ein neues Verhütungsmittel für Männer teil. Dies ist meine Geschichte.

Im letzten Moment

Mai 2004

Verhütungsmittel für Männer sind Mist: Kondome sind nicht das Wahre, egal wie «hauchdünn» sie sind. Vatikanisches Roulette (besser bekannt als *Coitus interruptus*) erfordert eine ganze Menge Selbstbeherrschung, und zwar just zu dem Zeitpunkt, wenn es sich mit der Selbstbeherrschung längst erledigt hat. Und der bloße Gedanke an eine Sterilisation – nennen Sie mich ruhig ein Weichei, aber ich bin nicht scharf darauf, dass jemand mit einem Skalpell in unmittelbarer Nähe meines besten Stücks herumfuchtelt. Manche Leute behaupten, Enthaltsamkeit sei ein Mittel zur Empfängnisverhütung, aber die sind einfach nur dumm.

Auf der anderen Seite haben Frauen die Qual der Wahl. Ihnen steht eine ganze Palette von Verhütungsmitteln zur Verfügung; als da wären: Pille, Spirale, Diaphragma, Pessar, Pflaster, Hormonimplantate, Hormonspritzen oder das ziemlich albern wirkende Kondom für Frauen.

Sam, meine Frau, will nichts davon benutzen. Ihrer Logik nach musste sie bereits die Schmerzen von drei Geburten ertragen, also sei es wohl das Allermindeste, was man von mir erwarten könne, dass ich mich sterilisieren ließe. Aber Sam möchte nicht nur aus diesem Grund, dass ich mir den *Vas deferens* (Samenleiter) durchtrennen und versengen lasse. Sie verträgt die Pille nicht. Die Pille verursacht bei ihr die schlimmste Migräne, die man sich vorstellen kann, so schlimm, dass man bei jedem Migräneanfall glaubt, sie habe einen Schlaganfall. Sie sieht plötzlich doppelt, fängt an zu lallen und kann sich kurz darauf vor Schmerz nicht mehr rühren.

Einmal musste sie auf einer Zugfahrt unseren Sohn Liam, als er noch ein Baby war, einem Fremden anvertrauen, weil eine Migräne sie völlig außer Gefecht gesetzt hatte. Ein Migräneanfall dauert in der Regel einen Tag, und noch am Tag darauf fühlt sich Sam die meiste Zeit wie ausgekotzt.

Ich sollte den Eingriff vornehmen lassen. Eigentlich hätte ich ihn nach der Geburt unseres dritten Kindes, Abby, vornehmen lassen sollen. Aber ich bin ein Hypochonder und Feigling – zum Leidwesen meiner Frau. Irgendwann las ich den Artikel eines Mannes, der sich dem Eingriff unterzogen hatte und danach ein Hämatom bekam. Einer seiner Hoden schwoll auf die Größe einer Grapefruit an. Er beschrieb seine Qualen bis ins kleinste Detail – für mich jedenfalls detailliert genug, um mich für immer von dem Gedanken an eine Operation zu verabschieden.

Ich will ja nicht angeben, aber ich bin ungefähr so fruchtbar wie das Nildelta. Bei jedem Kind haben Sam und ich uns gesagt «Machen wir ein Baby!», und am gleichen Tag hat es dann auch geklappt. Dummerweise ist der *Coitus interruptus* unsere bevorzugte Art der Empfängnisverhütung, die unzuverlässigste Methode überhaupt. Jedes Mal, wenn wir auf das Thema «Empfängnisverhütung» zu sprechen kommen, bemerkt Sam: «Ich hab dir gesagt, du sollst die OP machen lassen.»

«Mach ich ja, ganz bestimmt», sage ich ihr dann. «Ich hatte in letzter Zeit nur so viel um die Ohren, im Job und überhaupt. Wenn der Terminkalender nächsten Monat nicht mehr ganz so voll ist, vereinbare ich einen Termin mit Marie Stopes.»

Aber alles nur Lüge. Ich versuche lediglich, Zeit zu gewinnen, bis zu dem Tag, an dem irgendein schlauer Wissenschaftler die Pille für den Mann erfindet.

* * *

Am 21. Mai 2004 rückt dieser Tag unwiderstehlich näher. Ich surfe auf der Website der BBC herum, als ich zufällig auf eine Pressemeldung über eine klinische Studie für die Pille für den Mann stoße. *Männer wollen keine neuen Verhütungsmittel testen,* lautet die Überschrift.

«Wie bitte?», schreie ich den Bildschirm an, «ihr macht wohl Witze!»

Die mit der Durchführung der Studie befassten Ärzte suchten 30 bis 40 gesunde Freiwillige, aber bislang hatten sich gerade einmal halb so viele gemeldet. Was ist nur los mit den britischen Männern, denke ich. Stehen sie drauf, wenn Chirurgen mit einem Skalpell an ihrem Hodensack herumsäbeln? Sind sie nicht an anderen Möglichkeiten interessiert? Ist der Begriff «Möglichkeiten» nicht das Schlagwort des 21. Jahrhunderts?

Kondome aus Gummi gibt es seit 1844, und die erste Sterilisation beim Mann wurde 1893 in London durchgeführt. Seitdem sind keine neuen Verhütungsmittel mehr auf den Markt gekommen. Alle Bemühungen, eine Pille für den Mann zu entwickeln, sind gescheitert. Einmal sah es danach aus, als sei Baumwollöl ein ernsthafter Kandidat, aber offensichtlich war bei einem Viertel der Männer, die an der Studie teilnahmen, der Sterilisationseffekt von dauerhafter Wirkung. Und jetzt, wo es endlich etwas Vielversprechendes gibt, scheint niemand daran interessiert zu sein.

Mary Boyle, Psychologin an der Universität von East London, ist im Gegensatz zu mir nicht überrascht über den Mangel an Freiwilligen. Der BBC sagte sie, dass bei Männern ein gewaltiges Umdenken in Bezug auf Verhütungsmittel vonnöten sei, damit eine Pille für den Mann überhaupt Erfolgsaussichten habe. Zitat: «Bei Männern hält sich überaus hartnäckig die Vorstellung, dass Frauen bei der Empfängnisverhütung die Hauptlast zu tragen hätten – ein wirklich ernsthaftes Hindernis auf dem Weg zu einem Verhütungsmittel für Männer.» Boyle betonte außerdem, dass die langfristigen Nebenwirkungen gänzlich unbekannt waren, als vor 40 Jahren die Pille auf den Markt kam. «Wenn die ersten gesundheitlichen Bedenken auftreten – und sie werden auftreten –, welche Argumente können Männer dann davon überzeugen, bei der Stange zu bleiben?», erklärte sie.

Die Frau macht sich wohl über mich lustig. Sie stachelt mich an. Ich würde ihr das Gegenteil beweisen. Ich würde mich zu der Studie anmelden. Ich würde einen Artikel schreiben und andere Männer davon überzeugen, sich ebenfalls zu der Studie anzumelden. Ich konnte ein Scheitern dieser Studie nicht zulassen, zumal mir langsam, aber sicher die Ausreden ausgingen, mich dem operativen Eingriff nicht zu unterziehen.

Ich rufe Dr. Pierre-Marc Bouloux an, den Leiter der Studie in Großbritannien. Er erklärt mir die Wirkungsweise des Verhütungsmittels. Zunächst einmal handelt es sich nicht um eine Pille als solche. Sondern um ein kleines Plastikröhrchen, das im muskulösen Bereich des Oberarms unter die Haut implantiert wird. Ich bin erleichtert, das zu hören. Schließlich sage ich lieber «Ich nehme das Röhrchen» als «Ich nehme die Pille». Ein Rohr suggeriert Steifheit und Männlichkeit ... genau das richtige sprachliche Handwerkszeug, das man braucht, wenn man gerade chemisch kastriert worden ist. Über einen Zeitraum von einem Jahr setzt das Plastikröhrchen langsam Etonogestrel in die Blutbahn frei (eine ähnliche Substanz wie das körpereigene Hormon Progesteron); danach wird es durch ein neues Röhrchen ersetzt. Das Hormon, das von dem Implantat freigesetzt wird, stoppt die biochemische Information an die Hoden, Sperma zu produzieren. Allerdings hat die Sache einen Haken: Etonogestrel stoppt auch die Testosteronproduktion. Um das zu kompensieren, bekommt jeder Mann alle 10 bis 12 Wochen eine Testosteronspritze; dadurch wird gewährleistet, dass sich keiner in eine Frau verwandelt. «Es ist ein bisschen so, als würde man beim Autofahren gleichzeitig aufs Gas- und Bremspedal treten», erklärte Dr. Bouloux.

Eine sichere Methode, ein Auto kaputt zu kriegen, denke ich.

«Warum eine Spritze?», frage ich. «Ist Testosterongel nicht die neue, schmerzfreie Methode, um jemandem einen Testosteronschub zu verpassen?»

«Hat nicht den nötigen Reinheitsgehalt», erwidert Dr. Bouloux, «und es besteht die Möglichkeit, dass Sie Ihre Frau und Kinder anstecken.» Das Bild meiner Frau und der drei Kinder mit Bärten schießt mir durch den Kopf. Eine kleine subkutane Injektion ist vielleicht doch kein zu hoher Preis.

Der Gedanke an einen Testosteronschub gefällt mir. Als freier Journalist mit Schwerpunkt Gesundheit bin ich immer auf dem Laufenden über die neuesten In-Krankheiten. So hatte ich beschlossen, unter NMS, dem Nervösen Männlichen Syndrom (auch bekannt als Wechseljahre des Mannes), zu leiden. NMS soll durch Testosteronmangel verursacht werden. Wutausbrüche, Ungeduld, Launenhaftigkeit, Ausgelaugtheit, Anspannung, Müdigkeit, Zurückgezogenheit, Sarkasmus sowie das «permanente Bedürfnis, sich hinter Fernseher, Zeitung oder Computer zu verschanzen», sind laut der «Anhänger» dieser neuen «Krankheit» ein paar der Syndrome von NMS. Beim Lesen der Symptome dachte ich, Junge, jetzt haben sie dich aber ertappt. (Damals kam mir nicht in den Sinn, dass das wahrscheinlich auf jeden Mann mittleren Alters zutraf – eine große, finanzstarke Zielgruppe auf einem Markt, aus dem einiges herauszuholen ist, vorausgesetzt, man ist derjenige, der im Besitz des Wundermittels ist.)

Wenn ich an dieser Studie teilnähme, könnte ich zwei Fliegen mit einer Klappe schlagen, denke ich mir. Ich könnte sterilisiert werden ohne operativen Eingriff *und* mein Testosteron erhöhen.

Ich wäre wieder normal – na ja, so normal ein hypochondrischer Journalist, der überwiegend über Gesundheit und Wissenschaft schreibt, eben sein kann.

«Wie kann ich mich anmelden?»

«Also zuerst einmal müssen Sie zu einer ärztlichen Beratung vorbeikommen», sagt Dr. Bouloux.

Ich erkläre Dr. Bouloux, dass ich Journalist bin und gerne dazu beitragen würde, mehr Freiwillige zu rekrutieren. Er scheint von diesem Vorschlag durchaus angetan.

Gleich nach dem Telefonat rufe ich Louisa an, Redakteurin beim *Independent* für die Rubrik Gesundheit, um zu sehen, ob sie an einer Story über die Studie interessiert wäre.

«Ich finde es merkwürdig, dass sie keine Freiwilligen finden», sage ich. «Ich meine, wir warten seit über hundert Jahren auf ein neues Verhütungsmittel, Herrgott nochmal! Es ist mit Sicherheit nur eine Frage der Publicity. Männer haben bis jetzt einfach noch nichts über die Studie gehört, das ist alles. Sobald sich das ändert, werden sie regelrecht Schlange stehen.»

Louisa scheint nur vages Interesse zu haben. Bis ich ihr sage, dass ich mich als menschliches Versuchskaninchen anmelden würde.

«Das ist ja eine super Idee», ruft sie und lebt förmlich auf. «Phantastisch! Was soll ich dazu sagen? Dann mach!»

Ein wahrlich guter Tag, wie sich herausgestellt hat: Eine Pille für den Mann in Sicht, ich in Kürze vom Nervösen Männlichen Syndrom geheilt (eine Testosteronbehandlung in einer Klinik wie Harley Street hätte mich £ 2000 pro Jahr gekostet), und außerdem noch eine Story an den *Independent* verkauft. Ich rufe meinen Kumpel Bill an, um mich mit ihm auf ein Bier zu verabreden. Mir ist nach Feiern zumute.

* * *

Bill ist ein Journalisten-Kollege. Wir schreiben beide über Gesundheit und Wissenschaft und treffen uns öfter im Beehive Pub in Brixton, um Neuigkeiten und Kontakte auszutauschen und uns über unsere aktuellen Projekte zu unterhalten. Das Beehive Pub – um es höflich auszudrücken – ist eine altmodische Kneipe. Eine Kneipe, in die Männer gehen, um ihrem Familienleben zu entfliehen und sich zu betrinken. Frauen sind intelligent genug, sich das nicht anzutun, es sei denn, sie sind hartgesottene Säufer. Vielleicht ist es der Geruch nach abgestandenem Bier und Schweiß, der sie davon abhält, vielleicht auch die aufdringlichen besoffenen Typen, die dir jedes Mal ihre Lebensgeschichte erzählen, wenn sie an deinem Tisch vorbeitorkeln.

Rita, Bills Frau, traf sich dort einmal mit uns.

«Warum rauchen diese Leute hier?», fragte sie und deutete auf das große «Rauchen verboten»-Schild.

Bill zuckte mit den Achseln, als wolle er sagen: «Was will man machen?»

«Jungs, ich glaube, ich überlasse euch eurem Schicksal», sagte sie. «Noch einen schönen Abend.» Sprach's und war verschwunden.

Ich zeichne ein fürchterliches Bild. So übel ist die Kneipe nun auch wieder nicht, sonst würden wir hier nichts trinken. Sie hat einen gewissen schäbigen Charme. Es ist beruhigend, dass es noch ein paar klassische Kneipen gibt in einer Gegend, in der fast jede Kneipe der Gentrifizierung zum Opfer gefallen ist. Das Bier ist billig, ein nicht unbedeutender Gesichtspunkt für einen freien Journalisten, der sich mehr schlecht als recht durchschlägt. Und außerdem läuft keine Musik wie in den meisten Londoner Kneipen, sodass man sich unterhalten kann, ohne gegen den Lärm anbrüllen zu müssen. Normalerweise genau der richtige Ort, um sich auf ein Bier zu treffen, es sei denn, in der benachbarten Brixton Academy findet ein Live-Konzert statt.

Es ist einer dieser Abende. Als ich reinkomme, ist die Kneipe brechend voll mit blassen Kids, den Pint Cidre fest umklammert. Die meisten sind höchstens 16. Die alten jamaikanischen Stammgäste beäugen die wandelnden Leichen argwöhnisch.

Bill lehnte am Ende des Tresens.

«Wer spielt heute Abend?», frage ich mit Blick auf die Menge Kids.

«System of a Down», sagt Bill.

«Kein Wunder.»

Wir bestellen zwei Biere, und trotz der ganzen Kids finden wir schließlich einen Tisch, der nicht von Grufties und Emos in Beschlag genommen worden ist.

«War ein verrückter Tag heute», sage ich zu Bill und schnippe Zigarettenasche von meinem Stuhl. «Ich habe gerade zugesagt, an einer klinischen Studie teilzunehmen. Als Versuchskaninchen.»

«Als was?» Ich weiß nicht, ob Bill mir nicht glaubt oder mich bei dem Lärm einfach nicht verstehen kann. Ich berichte ihm von dem Artikel auf der BBC-Website und meiner Unterhaltung mit Dr. Bouloux.

«Gibt es irgendwelche Nebenwirkungen?»

«Es handelt sich um Phase II, also ich schätze, nichts, was dich gleich umbringt; obwohl sie mir gesagt haben, es bestünde die Möglichkeit, dass mir Titten wachsen.»

«Würdest du damit rumlaufen?»

«Womit?»

«Den Titten.»

«Klar, warum nicht.» Ich lege die Hände auf meine imaginären Körbchengröße-D-Möpse und drücke sie fest zusammen.

Ich erzähle Bill, dass ich der Gesundheitsredakteurin beim *Independent* die Story verkauft habe.

«Glaubst du nicht, dass du damit etwas zu nahe am Geschehen der Story bist?»

«Es handelt sich um total abgefahrenen Gesundheitsjournalismus, ein völlig neues Genre. Mach es nicht gleich so runter.»

«Es könnte dich aber leicht einschränken», meint Bill. «Wie viele verschiedene ärztliche Behandlungsmethoden kann ein einziger Journalist ausprobieren?»

Ein wichtiger Punkt, auf den Bill da hinweist. Sollte ich mit meiner Redakteurin etwa einen Präzedenzfall geschaffen haben? Wenn ich ihr eine Story über künstliche Hüftgelenke schmackhaft mache, wird sie mir dann nahelegen, mich erst mal selbst diesem Eingriff zu unterziehen? Muss ich an Vogelgrippe erkrankt sein, um glaubhaft darüber schreiben zu können? Vermutlich nicht, obwohl ich liebend gern neue Lifestyle-Medikamente ausprobieren würde: Stimmungs-Pusher, Angstkiller, Libidoverstärker, Sachen dieser Art. Wahrscheinlich ist das ungefährlicher, als in einer Disco eine Ecstasy-Pille zu kaufen. Wann hat Ihnen ein Dealer zuletzt den Blutdruck gemessen oder eine Notrufnummer gegeben für den Fall, dass Ihnen übel wird?

«Wie sieht's mit der Bezahlung aus?», fragt Bill.

«Es gibt lediglich eine Aufwandsentschädigung. Für anderthalb Jahre bekomme ich £ 1500.»

«Für gerade mal gut zwei Riesen ist das Risiko verdammt groß. Was hält Sam davon?»

«Weiß nicht. Hab ihr bis jetzt noch nichts gesagt … noch 'n Bier?»

* * *

Ein paar Tage später befinde ich mich auf der Cockayne-Station der Royal-Free-Klinik im Londoner Norden. Die Klinik liegt ungefähr fünf Minuten zu Fuß von der U-Bahn-Station Belsize Park entfernt, in einem Teil von London mit vielen Grünflächen. Ist Brixton eine Kakophonie aus Straßenpredigern und Drogendealern, die lautstark um das gleiche Einzugsgebiet konkurrieren, so ist Belsize Park geprägt von dem gedämpften Geschnatter der Mittelschicht beim Cappuccino-Schlürfen in den Straßencafés.

Ich sitze im Empfangsbereich der Endokrinologie, als Dr. Solomon plötzlich um die Ecke geschossen kommt. Ein kleiner, freundlicher Mann mit Kippa auf dem Kopf. Er drückt mir die Hand wie einem alten Freund und begleitet mich in einen Raum, wo wir ungestört sind, um mir die Studie detaillierter zu erklären.

Was mir nicht bewusst war, ist die Dimension der Studie. In Nordamerika und Europa nehmen ungefähr 350 Freiwillige daran teil, die Endokrinologie der Royal-Free-Klinik ist lediglich eines der zahlreichen Studienzentren. Organisiert und gesponsert wird die Studie von zwei pharmazeutischen Unternehmen, Organon und der Schering AG.

Die Ergebnisse von Phase I bestätigten, dass Etonogestrel ein wirksames Verhütungsmittel für Männer ist; nun geht es um die Feinabstimmung der Dosierung von Etonogestrel und Testosteron, damit weniger Nebenwirkungen auftreten. Das Hauptproblem sind Stimmungsschwankungen. Weitere mögliche Komplikationen sind unter anderem der Ausbruch von Akne, Gewichtszunahme, Rückgang der Knochendichte, Veränderungen der Libido, Nachtschweiß und ein plötzlicher Tod. Okay, kein plötzlicher Tod, das hab ich mir gerade ausgedacht.

Es gibt sechs Probandengruppen, wobei jeder Gruppe leicht unterschiedliche Dosen der beiden Hormone verabreicht werden, sowie eine Kontrollgruppe, die das Placebo bekommt. Zum ersten Mal dämmert es mir, dass die – wenn auch geringe – Möglichkeit besteht, in der Placebogruppe zu landen. Man würde mir eine

Plastikröhrchen-Attrappe in den Arm implantieren, und alle 10 bis 12 Wochen bekäme ich eine Spritze in den Hintern mit einer wirkungslosen Substanz. Hätte ich die Gewissheit, kein echtes Testosteron zu bekommen, würde ich dann immer noch an der Studie teilnehmen wollen? Obwohl mir bekannt ist, dass für klinische Studien der Doppelblindversuch und das Prinzip der randomisierten sowie Placebo-kontrollierten Studie als Goldstandard verbindlich ist, reagiere ich leicht gereizt bei dem Gedanken, ich könnte nicht die echte Behandlung erhalten.

«Sie müssen weiterhin verhüten wie bisher», meint Dr. Solomon. «Wir können nicht garantieren, dass Sie nicht in die Kontrollgruppe kommen, und da es sich um einen Doppelblindversuch handelt, werden weder Sie noch ich bis zum Ende dieser Phase wissen, welcher Gruppe Sie zugeteilt wurden. Wenn etwas schiefgeht, werden Sie umgehend geoutet, und schon wissen wir, welcher Gruppe Sie angehören.»

Dr. Solomon ist die Enttäuschung in meinem Gesicht offensichtlich nicht entgangen, denn er fügt rasch hinzu: «Aber wenn alles gut läuft und die Studie alle bürokratischen Zulassungshürden genommen hat, stehen Sie ganz oben auf der Liste für die Behandlung.»

«Und wann wird das Ihrer Meinung nach der Fall sein?»

«Na ja, es handelt sich um Phase II b, das heißt, Sie können mit drei bis vier Jahren rechnen.»

Vorausgesetzt, ich bin körperlich fit genug, um an der Studie teilzunehmen. Bevor ich einer Probandengruppe zugeteilt werden kann (die Einteilung erfolgt per Zufallsauswahl mit einem Computerprogramm, also «randomisiert»), muss ich eine strenge medizinische Untersuchung bestehen. Ich könnte mich jetzt entschuldigen und einfach gehen, aber als überzeugter Hypochonder finde ich das Angebot einer eingehenden medizinischen Untersuchung sehr verlockend. Ich könnte zumindest die Untersuchung machen und mich später trotzdem nicht anmelden. Bis jetzt habe ich mich noch zu gar nichts verpflichtet.

«Warum nehmen Sie das nicht mit nach Hause», sagt Dr. Solomon, «lesen es in Ruhe durch, und wenn Sie dann immer noch an der Studie teilnehmen möchten, können Sie mit der Krankenschwester einen Termin für einen Gesundheits-Check vereinbaren.» Ich nehme das Formular für die Einwilligungserklärung und stecke es in meine Tasche.

Da die Fahrt mit der U-Bahn von Belsize Park nach Brixton ziemlich lange dauert, hole ich die Einwilligungserklärung aus meiner Tasche: «Eine Phase II b-, Doppelblind-, Placebo-kontrollierte, randomisierte, dezentral durchgeführte, Mehrfachdosen-Studie zur Untersuchung der Wirksamkeit, Sicherheit und Pharmakokinetik eines subkutanen Etonogestrel-Röhrchens, in Verbindung mit intramuskulärer Testosterongabe zur Steuerung der Zeugungsfähigkeit beim Mann.» Irgendwo kurz nach dem ersten fesselnden Satz schlafe ich ein. Geweckt werde ich schließlich von dem Geräusch, als der Zugführer mit seinem Siegelring gegen das Fenster klopft.

«Alles umsteigen, Kumpel. Sie müssen hier aussteigen.»

* * *

Eine Woche später habe ich den Rest des Vertrages immer noch nicht gelesen, geschweige denn mit Sam über die ganze Sache gesprochen, aber ich erscheine für alle Fälle zu meiner medizinischen Untersuchung. Ich nehme an, man wird mir den Blutdruck messen und ein paar Blutproben nehmen. Ich bin leicht genervt, als Dr. Solomon mich auffordert, mich auf das Bett zu legen und meine Hose auszuziehen. Er fängt an, mit der rechten Hand meine Hoden abzutasten, während eine Holzperlenschnur zum Stressabbau durch seine linke Hand gleitet. Zuerst denke ich, das hat etwas von einem Kavalier, aber dann begreife ich, dass die Holzkügelchen seiner Perlenschnur ihm lediglich als Maßstab dienen. Dr. Solomon erklärt mir, es sei eine Voruntersuchung erforderlich, weil die Hormone die Hoden schrumpfen lassen. Glücklicherweise wird dieser Effekt ins Gegenteil verkehrt, sobald das Implantat entfernt ist und die Testosteronspritzen abgesetzt werden.

Als Nächstes wird mit digitaler Untersuchungstechnik rektal die Größe meiner Prostata gemessen. Testosteron, so wird mir erklärt, habe die Eigenschaft, eine Vergrößerung der Prostata zu bewirken.

«Muss ich das jedes Mal über mich ergehen lassen, wenn ich zur Untersuchung komme?»

«Nein, nicht jedes Mal», versichert mir Dr. Solomon.

Nach der analen Vergewaltigung reicht mir Dr. Solomon ein Plastikgefäß, das aussieht wie ein Pinkelpott, und bittet mich, eine Probe abzugeben. Er deutet auf einen metallenen Aktenschrank neben dem Fenster. «Dort in dem Schrank finden Sie, äähm, etwas Material», sagt er mit einer Schüchternheit, die man bei Ärzten selten findet. Erst jetzt begreife ich, dass er keine Urinprobe von mir will.

«Ich lasse die Tür ins Schloss fallen», sagt Dr. Solomon und verlässt eilig den Raum. «Stellen Sie, wenn Sie fertig sind, die Probe einfach irgendwohin, wo sie nicht zu übersehen ist.»

Rums, und schon ist er weg. Ich vergewissere mich, dass die Tür tatsächlich verschlossen ist, und gehe dann rüber zu dem Aktenschrank. Ich öffne die oberste Schublade. Darin liegt ein Haufen medizinisches Zubehör sowie ein paar Broschüren über Hypogonadismus, darunter eine Plastiktüte. Ich nehme die Tüte heraus und werfe einen Blick hinein: eine reichlich abgegriffene Ausgabe des *Razzle,* darunter ein ganzer Stapel gleich schäbiger Zeitschriften. Ich werfe sie zurück in die Schublade und knalle sie zu.

Geizhälse. Ich hatte etwas mehr erwartet im 21. Jahrhundert, beispielsweise eine DVD für Erwachsene.

Im Laufe der Studie würde ich 17, äähm, Proben abliefern müssen. Unglücklicherweise tendiert die erotische Ausstrahlung von Krankenhäusern auf mich gen null. Sie sind Kupfersulfat für meine Libido. Ein Ort, den man aufsucht, um noch kränker zu werden und schließlich zu sterben (so läuft das zumindest in Großbritannien). Ein Stapel einschlägiger Magazine verstärkt die negative erotische Ausstrahlung der Szenerie nur noch.

Ich betrete die Toilette und bemühe mein Gehirn, Abteilung schmutzige Gedanken, aber es ist schwierig, eine Erektion zu bekommen und beizubehalten, wenn man nebenan hinter einer hauchdünnen Wand andere Leute reden und Geschirr spülen hört. Es ist ungeheuer anstrengend, auszublenden, wo ich mich befinde, und mich auf mein erotisches Gedächtnis zu konzentrieren.

So lustlos habe ich mir wohl zeit meines Lebens noch nie einen runtergeholt. Ich mache den Deckel auf den Becher und stecke ihn in den gepolsterten Umschlag, den mir Dr. Solomon überlassen hat. Den Umschlag lege ich auf das Krankenhausbett und mache mich fluchtartig aus dem Staub, wie ein braver Ehemann, der aus einem Abzocker-Sexschuppen in Soho kommt.

«Schauen wir mal, ob wir etwas zum Frühstücken für Sie bekommen», sagt Dr. Solomon gut gelaunt, als hätte ich gerade bei ihm übernachtet. Na ja, immerhin hat er mir den Finger bis zum Anschlag in den Hintern gesteckt und mir seine Pornosammlung gezeigt.

Eine ältere Frau wischt gerade den Fußboden. Dr. Solomon geht auf sie zu und flüstert ihr etwas ins Ohr.

«Okay, ich wasche mir zuerst die Hände», sagt sie zu Dr. Solomon. Dann schlendert sie mit dem Mopp in der Hand herüber zu mir.

«Kann ich Ihnen etwas zum Frühstück besorgen?»

Ich hatte an ein Schinkenbrötchen gedacht, aber merkwürdigerweise hat sich mein Appetit verflüchtigt.

«Kann ich ein Glas Wasser haben?»

«Wasser? Kein Frühstück?» Sie scheint beleidigt zu sein. Bin ich etwa gemein? Das Frühstück dieser Frau abzulehnen, nur weil sie soeben die Toiletten sauber gemacht hat?

Der Motorradkurier, der neben mir sitzt und sich lautstark bei der Schwester über seine unbezahlten Fahrtkosten beschwert, hört auf zu schimpfen und wirft mir einen ernsten Blick zu, aber ich lasse mich nicht erweichen.

«Nein, nur das Wasser bitte.»

«Warm oder kalt?»

«Kalt, bitte.» Fragt sie mich jetzt nicht einmal, ob mit oder ohne Kohlensäure? Wo sind wir denn hier?

Nach ein paar Minuten taucht die Putzfrau wieder aus der Station auf mit einem Plastikbecher lauwarmem Leitungswasser. Ich bedanke mich überschwänglich bei ihr, sozusagen als Wiedergutmachung für mein geringschätziges Verhalten von vorhin.

«Wir sehen uns dann in ein paar Wochen», sagt Dr. Solomon mit einem breiten Grinsen. Er gibt mir die Hand. Mutig, sehr mutig. Keine fünf Minuten zuvor habe ich mir mit dieser Hand einen runtergeholt.

Ich verlasse das Krankenhaus, meine Würde ist am Boden, und das glibbrige KY-Gleitmittel läuft mir am Bein runter.

* * *

«Wie war dein Tag?», fragt Sam und entkorkt eine Flasche Sauvignon Blanc.

«Der gleiche Mist wie immer. Und bei dir?»

«Ein Albtraum, ich kann dir sagen … Ich habe sie gefragt, ob ich diesen Kurs machen könne. Erinnerst du dich, der Kurs über autistische Spektrumsstörungen, von dem ich dir erzählt habe? Na ja, blablablablablass

Sobald Sam anfängt, mir etwas über irgendwelche internen Machenschaften bei ihr auf der Arbeit zu erzählen, schalte ich ab. Kein Empfang. Inzwischen bin ich ganz gut darin, trotz alledem Änderungen im Tonfall zu registrieren, und wenn Sam mir dann eine Frage stellt, spitze ich die Ohren. Leider verliere ich manchmal den Faden und gebe die falsche Antwort.

Sam arbeitet als Grundschullehrerin. Die Arbeit als solche macht ihr Spaß, auch wenn viele der Kinder Lernschwierigkeiten haben und ihr Verhalten oftmals zu wünschen übrig lässt. Was sie dagegen nicht ausstehen kann, sind die internen Spielchen und Machenschaften. Da ist sie einmal für einen bestimmten Aufgabenbereich zuständig, dann wieder nicht. Sie bekommt Fortbildungskurse angeboten, die für sie völlig irrelevant sind, während ihr die Kurse verweigert werden, die sinnvoll wären. Der Berg an Arbeit, den sie zu bewältigen hat, wird ständig größer, und so hat sie ihre liebe Mühe und Not, allen Aufgaben in ihrer begrenzten Zeit gerecht zu werden. Anfangs habe ich noch mit ihr mitgefühlt, aber inzwischen habe ich mir diese Geschichten zigtausendmal angehört. Und am Ende biete ich ihr meinen Rat an. Aber Sam will meinen Rat nicht, sie will lediglich Dampf ablassen. Das finde ich frustrierend. Warum will jemand nichts an seiner Situation ändern, wenn die Situation miserabel ist? Schließlich ist es nicht so, dass es in London keinen Lehrermangel gäbe. Die Nachfrage übertrifft das Angebot bei weitem. «Das ist ein Verkäufermarkt», sage ich ihr immer wieder. «Lass dir diesen Scheiß nicht länger bieten. Such dir eine andere Stelle.»

«Also was meinst du, soll ich teilnehmen?», fragt Sam und reicht mir ein Glas gekühlten Weißwein.

«Klar. Hört sich interessant an, der Kurs.»

«Ich spreche nicht von dem Kurs. Ich spreche von dem 10 000-Meter-Lauf. Hörst du mir vielleicht einmal zu?»

Oops! Abseits!

«Genau genommen ist heute doch etwas passiert. Ich hatte ein Gespräch mit einem Arzt über eine klinische Studie für ein neuartiges Verhütungsmittel für Männer, wie eine Art Pille. Ich hatte mir überlegt, daran teilzunehmen. Man verdient was dabei, und der Arzt meinte, sobald das Medikament auf den Markt käme, stünde ich ganz oben auf der Liste für die Behandlung.»

«Das heißt also, du würdest um die OP herumkommen?»

«Erst mal ja.»

«Was soll das heißen, *erst mal ja*? Ich dachte, du würdest die Pille nehmen.»

«Na ja, es könnte sein, dass ich Placebos bekomme.»

«Und was soll das bezwecken?»

«Die Sache ist die … die Sache ist die, dass die Studie zum Scheitern verurteilt ist, wenn niemand teilnimmt, und uns Männern bliebe dann weiterhin lediglich die Wahl zwischen Kondom oder OP.»

«Ist das nicht ein bisschen gefährlich? Ich meine, wenn das Teil noch nie getestet wurde.»

«Na ja, es wurde in Phase I getestet, mit einer Erfolgsquote von 97 Prozent. Was ungefähr im Bereich der Pille liegt.»

«Das heißt, die OP ist kein Thema mehr?»

«Nicht, wenn eine Alternative so greifbar nahe ist.»

Ich kippe meinen Wein hinunter wie Wasser.

«Was bedeutet ‹greifbar nahe› konkret? Weil, verstehst du, du schiebst das ein ums andere Mal hinaus, und es sieht eben so aus, als würdest du …»

«Mama, weißt du, wo mein Lesebuch ist?», fragt Liam, als er in die Küche kommt.

«Woher soll ich das wissen?», sagt Sam. «Würdest du dein Lesebuch nach der Schule immer an den gleichen Platz legen, hättest du nicht jeden Tag dieses Problem.»

Was folgt, ist ein Wortwechsel. Liam schwört, dass er sein Lesebuch natürlich an den gleichen Platz gelegt habe. Er behauptet, Sam habe es beim Putzen im Wohnzimmer verlegt. Und jetzt möchte er wissen, wo sie es hingelegt hat. Sam behauptet, es sei nicht im Wohnzimmer gewesen.

«Wahrscheinlich ist es unter dem Riesenberg schmutziger Wäsche, der in deinem Zimmer auf dem Boden herumliegt», sagt sie zu ihm. «Du solltest zuerst mal dort nachsehen, bevor du hier reinkommst und mich beschuldigst, ich würde deine Sachen verlegen.»

Mit bösem Blick geht Liam aus der Küche.

«Wo war ich nochmal?», fragt Sam.

Du hast mir von dem 10 000-Meter-Lauf erzählt.»

«Ach ja, stimmt. Findet statt am Samstag. Kommst du zur Unterstützung?»

«Klar», antworte ich. «Du weißt doch, ich unterstütze dich immer.»

Du gehst mir unter die Haut

Juni 2004

Ich krame in meiner Tasche herum, nehme etwas heraus, lege es wieder hinein. Beim Wühlen, Sortieren und Nachschauen muss ich zumindest nicht an das Gespräch mit Dr. Bouloux denken, das mir bevorsteht. Das Gespräch, in dem er mir das Ergebnis der Testreihe mitteilt, die mit mir durchgeführt wurde.

«Der Arzt ist gleich bei Ihnen», sagt die Krankenschwester, die kurz um die Ecke schaut.

Vielleicht hört sie mein Herumkramen. Oder vielleicht meinen Herzschlag. Ich glaube, mein Puls rast. Ich messe ihn. Siebenundzwanzig Schläge in fünfzehn Sekunden. Mein Puls rast tatsächlich. Ich habe einen trockenen Mund. Meine Hände zittern. Ich weiß genau, was er sagen wird. Er wird sagen: «Herr Witchalls, Ihre Blutanalyse ergab einen unnatürlich hohen Wert von C-reaktivem Protein.» Dann wird er mir erklären, was das bedeuten könnte. Er wird die möglichen Szenarien durchgehen: Fieber, eine leichte Infektion etc. Aber ich weiß, was es außerdem noch bedeuten kann: Krebs. Er wird mir weitere Untersuchungen vorschlagen … Wie bringe ich es nur den Kindern bei, dass ich todkrank bin? Werde ich tapfer und gelassen reagieren oder zusammenbrechen und wie ein Kleinkind heulen?

Ich stelle mir vor, wie ich die Kinder ins Wohnzimmer rufe und Sam sich mit einem Taschentuch die verheulten Augen abtupft. Die Kinder sind ausnahmsweise mal still. Ihnen ist klar, dass es eine schlechte Nachricht ist, sonst würde Mama nicht weinen.

«Clint?»

Ich schaue auf. Vor mir steht ein dunkelhäutiger Mann mit freundlichem Gesicht und streckt mir die rechte Hand entgegen. «Pierre», sagt er, «Pierre Bouloux. Wir haben neulich miteinander telefoniert.»

«Hallo. Freut mich, Sie kennenzulernen.» Ich schüttle Dr. Bouloux die Hand.

«Wir haben inzwischen Ihre Testergebnisse. Suchen wir uns einen Raum, wo wir ungestört sind.»

Es kann nicht Krebs sein. Niemand wäre so gut gelaunt, wenn er jemandem eröffnen müsste, dass er todkrank ist. Ich bin erleichtert. Der Kloß in meinem Hals löst sich langsam auf. Ich folge Dr. Bouloux in den Raum mit dem grauen Aktenschrank. Er schließt die Tür hinter uns.

«Bitte», sagt er und deutet auf einen leeren Sessel.

Ich schwinge meine Tasche auf das Krankenbett und setze mich in den Kotze-resistenten Sessel mit Plastikbezug.

Dr. Bouloux zieht sich die Hosenbeine etwas nach oben und setzt sich auf die Bettkante. Mach schon, denke ich. Sag mir, was auf dem Klemmbrett steht.

«Ich freue mich, Ihnen mitteilen zu können, dass Sie bei guter Gesundheit sind», sagt er und überfliegt dabei seine Aufzeichnungen. «Ihr Cholesterin ist leicht erhöht, aber kein Anlass zur Besorgnis, Sie sollten es lediglich im Auge behalten. Ansonsten schaut alles normal aus. Ihr Testosteronspiegel ist normal. Die Spermienkonzentration stimmt. Und die Hämatologie sieht auch gut aus.»

Mein Testosteronspiegel ist normal? Warum fühle ich mich dann so beschissen? Wie kann ich das Nervöse Männliche Syndrom haben, wenn mein Testosteronspiegel normal ist? Jetzt muss ich dem unappetitlichen Gedanken ins Auge sehen, dass meine Launenhaftigkeit womöglich mit meinem Charakter zusammenhängt und nichts mit einem altersbedingten Rückgang der Testosteronproduktion zu tun hat. Andererseits variiert der Testosteronspiegel in vielen Fällen je nach Situation. Der Testosteronspiegel bei Männern steigt, wenn sie einen Wettkampf gewinnen oder Pornographisches betrachten. Vielleicht hatte ich an dem Tag, als mir Blut abgenommen wurde, ja Schweinkram im Kopf.

«Bestehen die meisten Leute den medizinischen Check?», will ich wissen und frage mich, ob die Messlatte besonders tief angesetzt wurde, um keine Freiwilligen zu verlieren.

«Nein, um Gottes willen!» Dr. Bouloux scheint entsetzt. «Sie sollten einmal die Exemplare sehen, mit denen wir es hier zu tun haben. Manche haben eine Spermienkonzentration, die nicht der Rede wert ist. Sie sind von vornherein impotent und wissen es noch nicht einmal.»

Ich spüre, wie mein Gesicht vor Vitalität strotzt. Vor ein paar Minuten war ich noch todkrank, jetzt bin ich Charles Atlas. Ein typisches Beispiel für das Auf und Ab eines Hypochonders.

«Wir erweisen dem staatlichen Gesundheitswesen einen großen Dienst», führt Dr. Bouloux weiter aus. «Wir erfassen gesundheitliche Probleme jeglicher Art, manche davon sehr ernster Natur, von deren Existenz die Betroffenen keine Ahnung haben.»

Ich frage Dr. Bouloux, ob es immer noch Schwierigkeiten gäbe, auf die erforderliche Anzahl an Testpersonen zu kommen. Er erklärt mir, dass inzwischen genug Freiwillige zur Verfügung stünden, um die Studie weiterzuführen, trotz der Tatsache, dass nur wenige den medizinischen Check bestehen. Offensichtlich hat sich nach einem Aufruf im Radiosender XFM ein ganzes Heer von Freiwilligen telefonisch gemeldet.

Was ich höre, gefällt mir nicht unbedingt. Eigentlich wollte ich mit meinem Artikel die Lage retten. Unter diesen Umständen ist mein Beitrag wohl weniger gefragt. Dennoch will ich mich nicht beklagen. Man hat mir eine ausgezeichnete Gesundheit bescheinigt. Darüber hinaus gibt's das Testosteron umsonst und unzählige medizinische Untersuchungen. Jetzt muss ich nicht mehr alle fünf Minuten meinen Hausarzt nerven. Diese Leute wollen *wirklich* wissen, wie ich mich fühle.

«Seit wann gibt es eigentlich schon diese Idee einer Pille für den Mann?», frage ich.

«Das Konzept wurde bereits vor 15 oder 16 Jahren verabschiedet, aber um die Gegenanzeigen zu minimieren, ist es unumgänglich, mit verschiedenen Dosierungen zu experimentieren.»

Ich denke, *das ist aber eine verdammt lange Zeit, um verschiedene Dosierungen zu testen*. Aber ich behalte den Gedanken für mich.

«Haben Sie sich die Einwilligungserklärung durchgelesen, die Ihnen Dr. Solomon mitgegeben hat?», fragt Dr. Bouloux.

«Oh … äh …»

«Und mit Ihrer Partnerin darüber gesprochen?»

«Ja.»

«Haben Sie noch Fragen dazu?»

«Nein. Aus meiner Sicht steht einer Unterschrift nichts mehr im Wege.»

Ich hole das zerknitterte Formular aus meinem Rucksack und streiche es auf dem frisch gestärkten Leintuch glatt. Ich unterschreibe auf der Rückseite und gebe es Dr. Bouloux.

«Wenden Sie sich an Schwester Helen, sie wird mit Ihnen einen Termin vereinbaren, um Ihnen das Implantat einzusetzen.»

Ich bedanke mich bei Dr. Bouloux und verlasse den Raum mit federndem Gang.

* * *

Hoffentlich wirkt die örtliche Betäubung, denke ich mir, als die Ärztin vor meinen Augen die Schutzfolie entfernt und ein Plastikröhrchen von der Größe eines überdimensionalen Streichholzes aus der Verpackung zieht, wie man es zum Anzünden eines Grillfeuers benutzt.

Die Schwester wendet sich von der Ärztin und mir ab und meint: «Sagen Sie mir nicht, welche Farbe es hat. Die Implantate sind nach Farben verschlüsselt, je nachdem, ob es sich um das Placebo oder das echte Medikament handelt. Und da es ein Doppelblindversuch ist, dürfen wir nicht eingeweiht werden.»

Deshalb also eine Ärztin von außerhalb, um den Eingriff durchzuführen. Ich stelle fest, dass das Implantat weiß ist.

«Drehen Sie sich einfach weg, wenn Sie empfindlich sind», sagt die Ärztin.

Obwohl ich empfindlich bin, könnte ich mich niemals wegdrehen. Es ist, als würde man einen Verkehrsunfall live mitverfolgen.

Das Plastikröhrchen wird durch die Kanüle einer Injektionsnadel eingesetzt, die etwa so groß wie der Eurotunnel ist. Mit Grauen beobachte ich, wie sich die Nadel unter meiner Haut entlangschlängelt. Glücklicherweise wirkt das Betäubungsmittel, sodass ich keinerlei Schmerzen verspüre, nur den tauben Druck der Nadel.

Ich rufe mir Dr. Bouloux' Worte über die Pille für den Mann in Erinnerung: «Das Präparat, das die geringstmöglichen Unannehmlichkeiten mit sich bringt, dürfte die besten Chancen haben.» Die geringstmöglichen Unannehmlichkeiten?!

«Alles in Ordnung?», fragt die Ärztin. «Sie sind etwas blass.»

Sie zieht die Nadel heraus und presst einen Wattetupfer auf die Wunde. Dann übernimmt die Schwester und verbindet mir den Arm. Mein ganzer Oberarm wird mit einem dicken Mullverband versehen. Bedenkt man die Größe des Einschnitts, wirkt es fast etwas pathetisch, aber ich schätze, es wird schon einen Grund dafür geben.

«Tragen Sie den Verband ein paar Tage, und wenn Sie baden, achten Sie darauf, dass er nicht nass wird», sagt Helen. «Wenn

Sie unbedingt duschen müssen, umwickeln Sie den Verband mit Frischhaltefolie.»

Die Ärztin packt ihre Sachen zusammen. Ihr Part ist erledigt. Ich bedanke mich bei ihr, als sie in Richtung Tür geht. Ich weiß auch nicht, warum ich mich bei ihr bedanke, schließlich hat sie soeben eine riesige Nadel in meinen Arm gerammt und mir irgendeinen Fremdkörper unter die Haut implantiert.

«Wenn Sie sich eben auf die Seite legen und Ihre Hose ein Stück herunterziehen könnten ...», sagt Helen. «Das reicht.»

Endlich ist der lang ersehnte Moment gekommen – der Testosteronrausch!

«Bewegen Sie die Zehen», sagt Helen.

Zwar ist mir nicht ganz klar, warum ich die Zehen bewegen soll, aber ich befolge die Anweisung.

Normalerweise finde ich Spritzen nicht schmerzhaft, aber das hier sind Höllenqualen. Das Testosteron ist in einer dickflüssigen Suspension enthalten, und es dauert seine Zeit, bis Helen den Inhalt des Spritzenkolbens in meine angespannte Pobacke verfrachtet hat. Ich bewege die Zehen wie verrückt, aber nur, weil das von den Schmerzen ablenkt.

Leider gibt es nicht so etwas wie Testosterontabletten. Es gab in der Vergangenheit Bestrebungen, eine Tablette zu entwickeln, aber ohne Erfolg. In der Leber wird Testosteron zu einer inaktiven Substanz abgebaut. Testosterongel ist eine ziemlich neue Erfindung, verursacht aber immer ein bisschen eine Schweinerei und muss täglich aufgetragen werden. Die Spritze hingegen bekomme ich nur ein Mal alle zehn Wochen. Ich freue mich nicht gerade auf die nächste.

«Schon fertig», sagt Helen. «Sie können sich wieder anziehen.»

Die Heimfahrt mit der U-Bahn ist eine Tortur. Meine rechte Pobacke fühlt sich stark lädiert an. Ich kann weder stehen noch sitzen und schon gar nicht die Beine übereinanderschlagen. Aber als ich gerade in einem Sog von Selbstmitleid zu versinken drohe, fällt mir der Vergleich ein, dass ein Baby zur Welt zu bringen sich ähnlich anfühlen muss wie eine Wassermelone zu scheißen. Verglichen mit einer Geburt sind meine Schmerzen nichts. Ich habe lediglich ein leicht lädiertes Ego und einen stark lädierten Hintern.

Zu Hause wickle ich den Verband vom Arm ab und schaue mir das Implantat etwas genauer an. Das Ganze sieht aus, als habe mir jemand mit einem Baseballschläger auf den Arm gedroschen. Und abgesehen von dem blau-gelben Bluterguss sieht man vier nässende Blasen an den Einstichstellen für die örtliche Betäubung.

Ich drücke mit dem Daumen in den Bereich genau unterhalb des Implantats, sodass es nach oben gegen die Haut gedrückt wird. Ich kann den Umriss erkennen, so groß wie eine Haarspange. Es sieht aus, als habe sich ein exotischer, fleischfressender Wurm unter meiner Haut eingenistet. Ich bin mir nicht sicher, ob ich das hier überhaupt darf. Vielleicht setze ich ja gerade Unmengen an Progesteron in die Blutbahn frei.

Sam kommt ins Badezimmer und sieht, wie ich im Spiegel meinen Arm betrachte.

«Was ist mit deinem Arm los?»

«Das Progesteronimplantat. Erinnerst du dich? Ich habe dir vor ein paar Wochen davon erzählt.»

«Das Thema war durchaus noch nicht ausdiskutiert», sagt sie. «Es sieht furchtbar aus.»

Ich ziehe mit dem Daumen die Haut straff.

«Fühl mal.»

«Igitt! Ich kann schon nicht hinschauen, geschweige denn anfassen. Glaubst du, darauf beruht die eigentliche Wirkung dieses Verhütungsmittels – es schreckt Frauen ab, sich dir zu nähern?»

Sams Überempfindlichkeit überrascht mich. In der Schule hat

sie es ständig mit Wunden und Verletzungen der Kinder zu tun, ganz zu schweigen von dreckigen Unterhosen und Kotze. Sie sollte eigentlich an alles Eklige gewöhnt sein. Aber ihr Gesichtsausdruck verrät mir, dass sie kein Theater spielt.

«Glaubst du wirklich, dass Männer dieses Verhütungsmittel jemals nehmen werden? Ich sehe das nicht», sagt sie und macht die Badezimmertür hinter sich zu.

«Haben wir Frischhaltefolie?», rufe ich ihr hinterher, als ich sie die Treppe hinuntergehen höre. Und dann, etwas leiser: «Ich will mich nämlich duschen.»

* * *

Am nächsten Morgen ist mein Arm ein buntes Durcheinander aus Indigotönen mit giftgelben Schattierungen dazwischen. Ich gehe zum Heizkörper, um zu sehen, ob der Verband inzwischen getrocknet ist (der Trick mit der Frischhaltefolie hat nicht funktioniert). Als ich mir den Verband wieder anlege, klingelt mein Handy auf dem Nachttisch. Die Fotoredakteurin vom *Independent*. Sie will wissen, ob ein Fotograf vorbeikommen und ein paar Bilder von meinem Arm schießen könne, und zwar heute.

Ich sage ihr zu, heute ist okay.

«Wir bräuchten auch Ihre Frau auf dem Bild.»

Ich sage ihr, das dürfte kein Problem sein.

«Was hast du gerade über mich gesagt», fragt Sam, während sie ein Handtuch um ihre nassen Haare wickelt.

«Das war der *Independent*. Der Artikel soll mit Bildern erscheinen, und sie wollen, dass du da auch drauf bist. Nach der Schule kommen sie vorbei.»

«Ich will nicht, dass die Fotos von mir machen.»

Sam hasst es, fotografiert zu werden, selbst für Familienfotos.

Und die Vorstellung, ihr Bild würde in einer überregionalen Zeitung veröffentlicht, ist ihr schlimmster Albtraum.

«Für meinen Job ... *bitte*!»

Es ist zwar ein Riesengefallen, um den ich sie da bitte, aber glücklicherweise stimmt sie schließlich zu.

Den Nachmittag verbringe ich größtenteils damit, Wohn- und Esszimmer auf Vordermann zu bringen. Ich räume zu Hause nie auf, außer, wenn Fotografen kommen, um Fotos zu schießen. Und selbst dann kann man es nicht als echtes Aufräumen bezeichnen. Eher als Potemkinsches Dorf. Der ganze Kram wird lediglich in Müllsäcke gesteckt und nach oben verfrachtet, wo er so lange bleibt, bis jemand feststellt, dass er irgendwas nicht finden kann; etwa das Hausaufgabenheft oder ein angebissenes belegtes Brötchen. Sind die Säcke einmal aufgerissen, verteilt sich der Schrott langsam wieder im ganzen Haus und versetzt es zurück in seinen natürlichen, chaotischen Zustand.

Der Fotograf kommt um fünf Uhr, Sam um zehn nach fünf.

Ich hoffe, er will oben keine Fotos von uns machen. Und ich habe Glück. Er fotografiert uns in verschiedenen Arrangements, wie wir am Esszimmertisch sitzen.

«Können Sie mich so fotografieren, dass ich nur unscharf zu erkennen bin?», fragt Sam.

Der Fotograf kommt ihrer Bitte nach. Am nächsten Tag bin ich mit einem Grinsen zu sehen, als würde ich es genießen, einen Riesenbluterguss am Arm zu haben. Im Hintergrund Sam, unscharf wie gewünscht.

«Macht mir nichts aus, das Bild», meint Sam, als sie mir über die Schulter schielt. Dann fügt sie allerdings hinzu: «Ich hoffe, von meinen Bekannten liest keiner den *Independent*.»

Ich sage es Sam zwar nicht, aber ich habe den gleichen Wunsch wie sie. Obwohl ich in vielen meiner Artikel recht freimütig bin, im wirklichen Leben bin ich nicht halb so freimütig. Ich will nicht, dass bekannt wird, dass ich in der Royal-Free-Klinik regelmäßig onanieren muss oder ein Arzt an meinen Hoden herumfummelt. Das könnte doch zu leicht peinlichen Gesprächen führen. Immerhin kann ich wenigstens sicher sein, dass meine Mutter nichts davon mitbekommen wird. Sie liest die konservative *Daily Mail* und mein Bruder den *Telegraph*. Ich habe eine Schwester in Spanien. Sie liest wahrscheinlich *El Pais*.

Der Tag plätschert so dahin. Niemand verliert ein Wort über den Artikel, nicht einmal Bill, und er liest den *Independent* regelmäßig. Als Sam von der Arbeit nach Hause kommt, frage ich sie, ob jemand den Artikel gesehen hat. «Gott sei Dank nicht», meint sie.

In jener Nacht schlafe ich ausgezeichnet. Mein Schlaf wird nur ein Mal gestört, als Sam zufällig meinen Arm berührt und angeekelt zurückschreckt.

«Das fühlt sich fies an», sagt sie und dreht mir den Rücken zu.

* * *

Ich warte darauf, dass die Hormone anfangen zu wirken. Es sind schon zwei Tage vergangen, und ich habe noch keine großen Veränderungen feststellen können. Ich muss den abscheulichen Gedanken in Betracht ziehen, dass ich zu den 14 Prozent der Probanden gehören könnte, die das Placebo bekommen.

Schlecht gelaunt sitze ich da und schlürfe eine Tasse Tee, als das Telefon klingelt. Es ist meine Mutter.

«Warum hast du mir nicht gesagt, dass ein Artikel von dir in der *Daily Mail* erscheint?», fragt sie.

Wovon redet sie? Ich schreibe nicht für die *Daily Mail*.

Und weiter: «Ich wusste nicht, dass du an einer klinischen Studie teilnimmst.»

«Bist du sicher, dass es sich um die *Daily Mail* handelt und nicht den *Independent*?»

«Ja, die *Daily Mail*. Ich bin nicht blöd, verstehst du.»

Scheiße! Wie kam der Artikel da rein? Jetzt weiß meine Mutter genau, wie viele Spermaproben ich nächstes Jahr beibringen muss. Die Unterhaltung ist krampfig und schrecklich. Ich beende sie, so schnell ich kann, ohne allzu grob zu sein.

Ich rufe die Redakteurin an, um herauszufinden, wie der Artikel in der *Daily Mail* landen konnte.

«Ach ja, hab ich ganz vergessen, Ihnen zu sagen», erklärt sie. «Wir haben den Artikel an sie verkauft.»

Die *Daily Mail* hat eine Auflage von ca. einer Million, der *Independent* im Vergleich dazu 200 000. Jetzt hat fast das ganze Land schon meinen zerschrammten Arm gesehen und gelesen, wie ich mir im Krankenhaus einen runtergeholt habe. Ich frage mich, ob Dr. Solomon oder Dr. Bouloux den Artikel gesehen haben. Und was Dr. Solomon wohl von mir denken mag, weil ich ihn als «schüchtern» beschrieb?

* * *

Dr. Solomon untersucht meinen Arm, um zu sehen, wie sich das Implantat «akklimatisiert» hat.

«Auf einer Skala von eins bis fünf – eins ist ‹harmlos› und fünf ‹schlimm› –, wo würden Sie dieses Hämatom einordnen?», fragt er.

Ich wage einen Tipp: «Fünf?»

«Ja, ich würde sagen, das dürfte sich im Fünfer-Bereich bewegen. Das ist wirklich die heftigste Reaktion auf das Implantat, die ich gesehen habe. Außerdem sieht es so aus, als seien Sie allergisch gegen das Lokalanästhetikum», sagt er, als er die vier großen

Blasen an meinem Arm in Augenschein nimmt. Dem Tonfall in Dr. Solomons Stimme nach zu urteilen, nehme ich an, dass er das Foto in der Zeitung gesehen hat. Ich bin kein guter Werbeträger für diese neue Form der Verhütung. Wenn jeder Mann, der den Artikel liest, davon ausgeht, dass sein Arm nach der Implantation *so* aussehen wird, dürften sie wohl nicht allzu viele Kunden gewinnen.

«Haben Sie sonst irgendwelche Veränderungen festgestellt seit der Implantierung?», fragt Dr. Solomon, wobei er in meiner Akte etwas unter die Rubrik «Gegenanzeigen» kritzelt.

«Nein. Nichts weiter.»

* * *

Ich wache auf, als ich einen Stoß in den Rücken bekomme.

«Dreh dich weg», sagt Sam, «du bist völlig durchgeschwitzt.»

Ich fasse an mein T-Shirt, es ist pitschnass. Ebenso meine Unterhose. Ich stolpere aus dem Bett und suche im Dunkeln nach frischen Schlafklamotten. Die nassen Sachen entsorge ich im Wäschekorb und klettere zurück ins Bett, wobei ich mich bemühe, Sam nicht zu stören. Mein Teil der Bettdecke ist durchnässt, das Bettlaken ebenso. Ich finde einen Zipfel Bettdecke, der nicht vor Schweiß trieft, und krieche drunter. Eine Stunde später wache ich auf, wieder läuft mir der Schweiß herunter, aber es hat keinen Sinn, sich nochmal umzuziehen, da auf meiner Seite das Bett inzwischen völlig nass ist.

Es ist seltsam, aber ich fühle mich nicht, als hätte ich Fieber. Dann fällt mir ein, dass ich gelesen habe, Nachtschweiß sei ein Anzeichen für eine systemische Erkrankung. Wenn der Körper von einem fremden Organismus befallen wird, erhöht er die Temperatur, um die Krankheitserreger abzutöten. Dabei muss es noch nicht einmal ein fremder Krankheitserreger sein. Es könnte sich auch um die entarteten Zellen des eigenen Körpers handeln. Zum Beispiel Krebszellen.

Ich liege wach und taste Hals, Achselhöhlen und Leistengegend ab, auf der Suche nach Anzeichen einer Schwellung. Ich kann nichts finden. Wahrscheinlich bin ich in Ordnung, nur eine kleinere Infektion oder ein Anflug von Grippe. Aber mein Herz schlägt jetzt schneller, und ich kann nicht wieder einschlafen. Mein Schweiß wird langsam kalt. Ich atme tief und regelmäßig, um meinen Puls in den Griff zu bekommen. Einatmen, eins zwei drei vier fünf, ausatmen, sechs sieben acht neun zehn. Mein Magen bewegt sich hoch und runter. Langsam fallen mir die Augen zu.

Ich wache auf und schlottere in meinem Sud aus kaltem Schweiß. Was, wenn es Hautkrebs ist? (Nein, vergiss es. Erst neulich habe ich alle meine Leberflecke auf Asymmetrie und Farbveränderungen gecheckt. Sam checkte sogar meinen Rücken.) Was, wenn es … ein Gehirntumor ist? Ich bin gelähmt vor Angst. Und außerdem – natürlich! – dieser Geruch von angebranntem Toastbrot, ein Anzeichen wie aus dem Bilderbuch für einen Gehirntumor. Ich sitze kerzengerade im Bett. Meine Zeit ist gekommen. Ich werde sterben.

«Sam! Sam!», ich greife nach ihrer Schulter.

«Nicht schon wieder! Was ist es denn dieses Mal?»

«Ich kann verbrannten Toast riechen.»

«Ja, ich auch. Juliette macht nämlich gerade Frühstück. Ich muss in zehn Minuten aufstehen, kannst Du mich e-i-n-f-a-c-h-n-u-r-s-c-h-l-a-f-e-n-l-a-s-s-e-n?»

Ich öffne die Nachttischschublade und krame im Halbdunkel zwischen den zig Medikamentenschachteln und -fläschchen herum, auf der Suche nach einem Fläschchen Propranolol-Tabletten. Ich brauche etwas, um meinen steigenden Adrenalinspiegel einzudämmen. Etwas, das meine Herzfrequenz senkt. Schließlich finde ich das Fläschchen und schüttle den letzten Betablocker heraus. In einer halben Stunde bin ich wieder okay. Die Panikattacke wird vorüber sein und meine Hände ruhig. Ich stütze mich auf dem Kopfkissen ab und messe mir den Puls am rechten Handgelenk. In dieser Position verharre ich und beobachte, wie auf dem Wecker neben dem Bett die Minuten verrinnen.

Fast solange ich zurückdenken kann, habe ich meiner Physis oder Psyche mit Chemie auf die Sprünge geholfen, und zwar mit legalen und illegalen Substanzen, ganz egal, Hauptsache, es brachte die erwünschte Wirkung.

Chemical healing

Kapstadt, 1978

Es war David Wilkerson, der amerikanische Straßenprediger, durch den ich zu den Drogen kam. Ich war zwölf Jahre alt, als ich sein inspirierendes Buch *Purple Violet Squish* las. Es beinhaltete wunderbar schrille Beschreibungen von Drogentrips. Als bürgerliches südafrikanisches Vorstadtkind hatte ich allerdings keine Ahnung, wo ich STP oder LSD auftreiben könnte, also rauchte ich Bananenschalen und aß Muskatnusspulver, um high zu werden. Ich merkte überhaupt nichts. Sogar Aspirin mit Coca-Cola stellte sich als Märchen heraus.

Ich war 13, als ich meine erste echte Tüte rauchte. Es war eine Riesenenttäuschung. Ich sah keine grellbunten Bilder. Farben oder Gerüche gaben keine Geräusche von sich. Ich flog auch nicht über Hausdächer. Ich bekam lediglich Hunger und wurde müde.

Einen Monat später kündigten meine Eltern an, wir würden in eine andere Stadt ziehen, nach Sun Valley. Die chemische Reinigung meines Vaters war bankrott gegangen, und er fand keine Arbeit. Jeden Tag kam ein neuer Stapel Mahnbriefe. Meine Eltern mussten ihre Antiquitätensammlung verkaufen, um die Schulden abzahlen zu können, aber irgendwann gab es nichts mehr zu verkaufen, außer dem Haus. Wie die meisten südafrikanischen Männer ertränkte mein Vater seine Probleme im Alkohol. Meine Mutter wandte sich der Religion zu.

In Südafrika ist es eine große Schande, wenn man scheitert. Man wird ausgestoßen. Am besten man zieht weit weg, sucht sich neue Freunde und fängt ein neues Leben an. Aber der Umzug nach Sun

Valley stellte sich nicht als das Allheilmittel heraus, auf das meine Eltern gehofft hatten. Die prekäre finanzielle Situation verbesserte sich nur geringfügig. Sie stritten sich immer öfter.

Sun Valley. Der Name war verführerischer als die Stadt selbst, wie sich herausstellte. Neu erschlossen, war Sun Valley eigens für sozial schwache weiße Familien konzipiert worden. Wir waren eine der ersten Familien, die dorthin zogen. Nach und nach füllten sich die Häuser in unserer Nachbarschaft mit asozialen Pennern. Die meisten waren Alkoholiker und arbeiteten auf der Marinewerft in Simons Town. Noch schlimmer als die Asozialen waren allerdings die wiedergeborenen Christen, die «Happy Clappers». David Wilkersons Klientel. Viele von ihnen waren ehemalige Säufer, die auf dem Boden einer Brandyflasche eine Begegnung mit Gott hatten und fortan auf den Pfad der Tugend zurückkehrten. Im Haus unserer Nachbarn auf der gegenüberliegenden Straßenseite fanden regelmäßig religiöse Versammlungen statt. An einem bestimmten Tag konnte man immer eine völlig verhunzte Version von «Großer Gott, wir loben Dich» hören, mit Tamburinbegleitung und zu den Klängen eines Yamaha-Keyboards. Die Reaktion meines Vaters auf die fröhlichen christlichen Gesänge ließ für gewöhnlich nicht lange auf sich warten: Er machte ein Fenster auf, streckte den Kopf hinaus und brüllte: «Schluss jetzt mit diesem Scheißgedudel!»

Manche der Säufer in Sun Valley waren «rückfällige» Happy Clappers. Es gab ganze Familien, die sich den wiedergeborenen Christen anschlossen, um dann genauso schnell wieder abzustürzen in Drogensucht, Prostitution oder Alkoholismus oder in alles zusammen. Von all diesen Verrückten umgeben zu sein trug dazu bei, dass sich das Verhalten meiner Eltern «normalisierte». Wo wir früher wohnten, war es mir peinlich, Freunde mit nach Hause zu bringen, denn sie könnten meinen Vater von einer Wand gegen die andere torkeln sehen. In Sun Valley scherte das niemanden. Wir saßen alle im gleichen Boot.

Schon bald tauften meine Schwester und ich die Stadt um in Slum Valley. Wir beklagten uns über unser neues Zuhause, aber insgeheim liebten wir es. Es war leicht, an Drogen zu kommen, jedes Kind im Viertel nahm Drogen. Nachts trafen wir uns im Park mit den anderen Null-Bock-Teenagern, rauchten Gras und tranken billigen Wein, während unsere Eltern sich zu Hause volllaufen ließen oder Jesus anriefen, er möge sie aus ihrer Misere retten.

Mein bester Freund, Johan, machte mich mit den Freuden rezeptfreier Medikamente vertraut. Ich entdeckte, wie einfach es war, amphetaminhaltige Tabletten zum Abnehmen und Pillen gegen Husten zu kaufen. Und wenn man diese Pillen in ausreichender Menge schluckte (d.h. das ganze Fläschchen), verursachten sie wilde Halluzinationen – wenn auch nichts gegen den Hype in *Purple Violet Squish*. Wenn ich mich träge fühlte, putschte ich mich mit Nobese, Obex oder Ephedrin auf. Musste ich meine Ängste beruhigen, was oft der Fall war, griff ich zu Dope. Und ein Fläschchen Pericon-Hustentabletten sorgte für jede Menge Unterhaltung, wenn ich mir eine geistige Auszeit nehmen wollte.

Wenn rezeptpflichtige Pillen zu haben waren, nahm ich auch diese. Auf Partys ging ich schnurstracks ins Badezimmer, schloss die Tür ab, durchwühlte den Arzneischrank und steckte alle Pillen ein, die mir in die Hände fielen. Manchmal zog ich das große Los mit Schmerz- oder Schlaftabletten. Ich mochte das abgefahrene, losgelöste Feeling, das diese Pillen auslösten. Ich hielt immer ein paar in Reserve, um für den Notfall gewappnet zu sein, wenn sich zum Beispiel meine Eltern stritten oder für die Doppelstunde Mathematik am Mittwoch.

Nach der Schule las ich den *New Musical Express*. Ich stierte auf die Fotos von Punks auf der King's Road und von The Clash bei einer Jam-Session im Regen. Ich schaute aus dem Fenster und sah, wie die Sonne erbarmungslos brannte. *Warum muss die Sonne die ganze verdammte Zeit scheinen? Wie soll ich bei diesem Wetter meine coole Blässe behalten? Warum wurde ich nicht in London geboren?* Ich schüttelte ein paar Ephedrin-Tabletten aus einem Fläschchen, tat so, als handle es sich um Dexedrin, und träumte von einer Sozialwohnung im verregneten Londoner Bezirk Hackney.

Als mein Traum Wirklichkeit wurde, war ich Mitte zwanzig, allerdings verfolgte ich damals bereits andere Ziele. Mit Punk hatte ich längst nichts mehr am Hut, und ich hatte eine Frau und eine kleine Tochter. Und während das Leben in London nach wie vor aufregend und abwechslungsreich war, galt mein Interesse eher einem erfolgreichen Abschluss als einer Hand voll Aufputschmitteln. Das heißt nicht, dass ich nicht weiter Drogen genommen hätte.

Der Apfel fällt nicht weit vom Stamm. Wie mein Vater habe ich ein Problem damit, die Welt so zu nehmen, wie sie ist. Ich muss der Chemie in meinem Hirn auf die Sprünge helfen, um sie angenehmer zu gestalten. Der einzige Unterschied zwischen uns ist der, dass ich immer auf ein ganzes Drogenarsenal zurückgreifen konnte, um meinen seelischen Zustand auf jede neue Herausforderung exakt abzustimmen. Mein Vater musste dies mit billigem Liquor Town Lucky's Gin bewerkstelligen – eine allzu stumpfe Waffe, um die unzähligen Schwierigkeiten zu meistern, die das Leben für einen bereithält.

Ich weiß nicht, wie es wohl wäre, in einer Welt zu leben, auf der mir keine Mittel zur Verfügung stünden, um meinen Gemütszustand zu steuern. Ich bin sicher, es wäre unerträglich, hilflos den Launen meiner eigenen Feedback-Mechanismen ausgesetzt zu sein. Über keine Kontrolle zu verfügen. Als arroganter Teenager konnte ich keinerlei Ähnlichkeit erkennen zwischen meinem Drogenkonsum und der Trinkerei meines Vaters. Anders als mein Vater bin ich nicht abgestürzt, sondern habe mein Bewusstsein erweitert. Ich war ein unerschrockener Erforscher alternativer Realitäten.

Aber in Wirklichkeit wollte ich eigentlich gar nicht halluzinieren oder die Kontrolle verlieren. Ich wollte lediglich die Chemie meines Körpers bestimmten Situationen anpassen, um das Scheinbild zu vermitteln, ich sei ein «normaler Mensch». (Damals war mir nicht klar, dass ein «normaler Mensch» ein Hirngespinst ist.) Ich wollte genau den richtigen Grad an Geselligkeit haben. Den richtigen Grad an Lockerheit. Den richtigen Grad an Dynamik. Den richtigen Grad an Keckheit. Am Anfang lag ich oft daneben. Inzwischen habe ich es etwas besser im Griff. Wenn mein Hausarzt mir 5er-Valiumtabletten verschreibt, halbiere ich sie. Ich weiß, dass mich 5 Milligramm schlapp machen. 2,5 Milligramm genügen, um eine Situation zu entschärfen, ohne mich dabei jedoch in einen geifernden Idioten zu verwandeln.

Die Selbstmedikation geht also weiter, nur mit dem Unterschied, dass ich heute nicht mehr das Geld für meine Zugfahrkarte sparen muss, um mir eine Grastüte leisten zu können. Stattdessen muss ich auf einem Plastikstuhl herumsitzen und zwei Jahre alte Ausgaben des *Reader's Digest* lesen, bis ich an der Reihe bin, den Mann zu treffen, der den Schlüssel zum Medikamentenschrank hat. Aber Ärzte wollen kein Geld, sie wollen überzeugt werden, und das ist weitaus schwieriger. Fürs Erste habe ich einen Vorrat an Testosteron und Progesteron für ein Jahr. Ich verspreche mir davon mehr Schwung und Elan, aber wie ein Sprichwort sinngemäß sagt: Vorsicht mit den eigenen Wünschen – sie könnten in Erfüllung gehen.

Feuerkäfer

Juli 2004

Othmar hat einen Stiernacken; es ist unmöglich, dort einen Griff anzusetzen. Ich will ihn mit einem «Guillotine»-Griff zur Aufgabe zwingen, aber jedes Mal, wenn ich den Arm über seinen kahlrasierten Schädel schwinge, schüttelt er einmal seine kräftigen Schultern und befreit sich aus meiner Umklammerung. Mit jeder dieser Aktionen bleibt mehr Blut von den Rasierschnitten auf seinem Kopf an meinem T-Shirt und meinem Arm kleben. Beide sind wir blutverschmiert und wälzen uns auf dem Rasen der Clapham-Common-Klinik. Ich ringe nach Luft, bin aber wild entschlossen, nicht zu verlieren.

Othmar versucht es mit einem Armgriff, seinem Lieblingsmanöver, um mich zur Aufgabe zu zwingen. Aber ich bin darauf vorbereitet. Ich verlagere mein Gewicht, bringe ihn in Rückenlage und setze einen «Triangle» an. Othmar gibt auf. Ich kann es nicht fassen. Othmar verliert nie.

Othmar ist mein Tai-Chi-Lehrer. Jeden Samstagmorgen treffen wir uns mit ein paar Leuten im Krankenhauspark, um die graziösen Bewegungsformen des Wudang-Tai-Chi zu erlernen. Leute, die mit ihren Hunden spazieren gehen, bleiben manchmal stehen und starren gebannt auf die Darbietung unserer alt überlieferten, ballettähnlichen Bewegungen. Aber jede Tai-Chi-Bewegung – mit Namen wie «Hände in den Wolken schwenken» oder «Mähne des Wildpferds teilen» – kommt auch im Kampf zum Einsatz. Die meisten Tai-Chi-Lehrer unterrichten kein Kampf-Tai-Chi, ihnen geht es lediglich um den gesundheitlichen Aspekt. Für sie ist Tai-Chi «Meditation durch Bewegung». Aber das ist nur eine Seite bei der Kunst des Tai-Chi – die Yin-Seite, um es mit den alten Chinesen zu sagen. Yin bedeutet feminin, weich, saftig, ergiebig. Aber es gibt beim Tai-Chi auch eine Yang-Seite. Yang ist maskulin und hart. Hätten die alten Chinesen eine Ahnung von Hormonen gehabt – Progesteron wäre sicherlich *yin* und Testosteron *yang*.

«Diese Lehrer, die nur die Form unterrichten, haben keinen Plan», sagt Othmar. «Das hat nichts mit Tai-Chi zu tun. Das ist einfach nur Scheiße.»

Othmar unterrichtet das ganze Programm. Wir üben die Form, Push-Hands, einzelne Kampfsituationen und seit neuestem auch echte Bodenkämpfe. Diese Kämpfe finden immer am Schluss der Stunde statt, wenn wir außer Atem sind. Streng genommen ist das kein Tai-Chi, aber etwas, das nach Othmars Überzeugung einfach dazugehört, um aus der bloßen Kunstform eine komplette Kampfsportart zu machen. Und er weiß, wovon er redet, schließlich hat er mehrere Freestyle-Kämpfe gewonnen.

Mir fehlt der Mut, es Othmar zu sagen, aber es macht mir echt Spaß, die verschiedenen Formen auszuführen: Tai-Chi-Fächer, Tai-Chi-Schwert, Tai-Chi-Speer. Sogar die Push-Hands lasse ich über mich ergehen (hat etwas von Sumoringen für Schlanke). Es macht mir aber für gewöhnlich keinen Spaß, wenn mein Gesicht in den Dreck gedrückt und mir der Arm dabei unnatürlich auf dem Rücken verdreht wird. Ich habe keinerlei Ambitionen, der neue Chuck Lidell oder Tito Ortiz zu werden, beide Meister der Freestyle-Kampfkünste. Ich kann mir noch nicht einmal vorstellen, diese Techniken zur Selbstverteidigung anzuwenden. Wenn ich mich nicht mit Reden aus der Affäre ziehen kann, renne ich weg, wenn das nicht geht, schreie ich lauthals.

Aber seitdem Helen mir die Ampulle mit dieser klebrigen Flüssigkeit in die rechte Pobacke gejagt hat, fühle ich mich wie ein Vollblüter in der Startmaschine, der auf das Signal der Glocke wartet. Mein Hormonsystem ist scharfgemacht. Ich bin bereit.

Das Ende der Klasse ist inzwischen mein Lieblingspart, wenn wir uns wie die Wahnsinnigen herumwälzen und versuchen, uns gegenseitig die Luft zum Atmen zu nehmen. Noch vor ein paar Wochen bestand meine Strategie darin, meinen Arm gewissermaßen zu «opfern», damit Othmar oder einer der anderen einen Armgriff bei mir ansetzen konnte. Dann klopfte ich meinem Gegner schnell drei Mal energisch auf den Rücken, um den Kampf verloren zu geben. Heute müsste man mir dafür schon den Arm brechen.

«Das war gut», sagt Othmar, «aber du musst versuchen, im Clinch noch etwas lockerer zu werden. Du vergeudest zu viel Energie mit Herumzappeln. Wenn nichts geht, warte einfach ab, bis ich meinen Griff wechsle, und versuch dann, in eine bessere Position zu kommen.»

Mir ist klar, dass Othmar recht hat, aber ich finde es schwierig, locker zu sein.

Ich fahre nach Hause mit einem albernen Grinsen im Gesicht. Ich kann es nicht glauben, ich habe Othmar bezwungen.

Als ich zur Tür hereinkomme, meint Sam: «Du bist von oben bis unten voll mit Blut.»

«Es ist nicht *meins*», verkünde ich stolz und lasse meine Sporttasche auf den Boden fallen. Ich packe Sam um die Taille und ziehe sie an mich. Sie stößt mich weg.

«Du bist total verschwitzt. Geh dich baden.»

Wenn es nach mir ginge, hätten wir an Ort und Stelle Sex, im Flur, auf der Treppe. Vögeln und Kämpfen, das ist alles, woran ich zurzeit denken kann. Es ist schon Jahre her, dass ich mich so vital gefühlt habe. Aber dieser ganze Mist von wegen wilder Stier hat auch eine Kehrseite. Ich kann mich auf nichts konzentrieren, und langsam geht das auf Kosten meiner Arbeit. Ich fange an zu schreiben, aber dann schweifen meine Gedanken ab. Ich stehe auf, gehe auf und ab, mache mir eine Tasse Kaffee (als bräuchte ich einen Energieschub!) und versuche es erneut. Ich tippe ein paar Wörter ein, und schon stehe ich wieder auf und laufe unruhig umher. Ich könnte ansatzlos über jemanden herfallen. Aber über wen? Meinen eigenen Schatten?

Ich habe damit begonnen, im Laufe des Tages etwas Gymnastik zu machen, einfach um überschüssige Energie zu verbrennen. Während der Kaffee durchläuft, mache ich ein paar Liegestütze oder Stützstrecken. Neulich quetschte der Postbote den üblichen Berg von Post durch den schmalen Briefkastenschlitz in der Haustür. Ich war gerade damit beschäftigt, im Flur ein paar Burpees zu machen. Ich schaute auf und sah, wie er durch die kleine Glasscheibe in der Haustür blickte. Als er mich bemerkte, machte er schnell den Abgang. Besser so, denn andernfalls wäre ich wahrscheinlich hinterher und hätte ihn mir zur Brust genommen.

Normalerweise schleppe ich mich nach dem Tai-Chi müde die Treppe hinauf und lasse mir ein Bad ein, um meinen Muskelkater einzuweichen. Heute sprinte ich die Treppe hinauf und nehme dabei zwei, drei Stufen auf einmal. Ich bin noch nicht mal ein bisschen außer Atem. Während das Bad einläuft, ziehe ich mich aus und steige auf die Waage im Badezimmer. Ich habe zwei Kilo abgenommen. Ich finde das unglaublich, weil ich während der letzten paar Wochen gegessen habe wie ein Scheunendrescher.

Ich schaue in den Spiegel und drücke mir im Brustbereich herum. Wird meine Brust etwa größer? O Gott, bloß keine Männertitten, diese scheußlichen spitzen Titten, wie man sie bei krankhaft fettleibigen Männern sieht! Hat man einmal Gynäkomastie (um den medizinischen Fachausdruck für Männertitten zu verwenden), gibt es nur eine Möglichkeit, sie wieder loszuwerden – operativ. Ich lasse meine Brustmuskeln spielen. Noch gehorchen sie mir, aber nur das geringste Anzeichen von Schlaffheit, und ich schmeiße die Studie.

Ich lehne mich näher zum Badezimmerspiegel und untersuche meinen Haaransatz. Es sieht so aus, als seien meine Geheimratsecken größer geworden, aber vielleicht bilde ich mir das auch nur ein. Eine der Nebenwirkungen von zu viel Testosteron ist Haarausfall. Ich durchsuche Sams Schminktäschchen nach einem Handspiegel, aber der einzige Spiegel, den ich finden kann, ist winzig klein, etwa Briefmarkengröße. Ich halte ihn am Hinterkopf hoch und suche nach Anzeichen einer klassischen Männerglatze. Das sind meine beiden größten Ängste: erstens, Männertitten zu bekommen, und zweitens, eine Glatze. Ein Zwitter mit Glatze. Ein Preis, der wirklich zu hoch ist, nur um dafür Othmar besiegen zu können.

Ich nehme meine Hoden in die rechte Hand und befühle ihre Größe. Scheint alles in Ordnung zu sein. Sie haben mir gute Dienste geleistet und mir drei wunderbare, gesunde Kinder geschenkt. Noch ist es zu früh, aber ich weiß, dass meine Keimdrüsen bald auf die Größe von Rosinen schrumpfen werden. Obwohl der männliche Körper natürliches Progesteron produziert, kommt es nur in winzigen Mengen vor. Überschwemmt man das Hormonsystem mit dem Zeug, hat das zur Folge, dass die Hirnanhangdrüse – eine erbsengroße Hormonfabrik im Gehirn – die Produktion der Hormone einstellt, die für die Spermaproduktion verantwortlich sind. Luteinisierendes Hormon und follikelstimulierendes Hormon heißen die beiden Hormone, deren Produktion eingestellt wird. Das luteinisierende Hormon ist für die körpereigene Testosteronproduktion verantwortlich. Das Problem mit dem Plastikröhrchen in meinem Arm liegt darin, dass es nicht nur die Spermaproduktion, sondern auch die Testosteronproduktion stoppt. Genau deshalb muss ich alle zehn Wochen die schmerzhafte Prozedur über mich ergehen lassen, meinem Körper per subkutaner Injektion in die Pobacke Testosteron zuzuführen. Mein Körper bekommt also das Testosteron zurück, nicht aber das Sperma. Und ohne Sperma schrumpfen meine Hoden langsam. Nach Entfernung des Röhrchens erlangen sie dann zum Glück wieder ihre normale Größe. So jedenfalls hat es mir Dr. Bouloux erklärt.

Ich bin zufrieden, dass nichts dafür spricht, ich könnte mich in eine Frau verwandeln, hüpfe in die Badewanne und wasche mir das Blut von Armen und Gesicht. Unter dem Dreck und dem Blut kommen Dutzende blauer Flecken zum Vorschein. Mein einziger Gedanke ist: «Ich kann nicht bis kommende Woche warten, um den nächsten Anlauf zu starten, Othmar vielleicht ein weiteres Mal zu besiegen.» So viel ist sicher, ich nehme nicht das Placebo. Und im Augenblick steigt mein Testosteronspiegel eindeutig. Ich bin *yang* auf der ganzen Linie.

* * *

Es ist Montagmorgen, und ich habe gerade die Kinder an der Schule abgesetzt; von der Brixton Hill Street biege ich nach links ab, wo ich jedoch hinter zwei Autos anhalten muss, die die Straße blockieren. Eine untersetzte schwarze Frau ist aus ihrem Auto ausgestiegen und plaudert mit dem Typ in dem Auto vor ihr. Sie lehnt sich durch die Seitenscheibe und hat eine Hand auf dem Autodach. Auf ihrer hellblauen Glitzerjogginghose ist das Wort «juicy» in aufgenähten Lettern zu lesen. Ich warte darauf, dass sie ihre Unterhaltung beendet, aber sie hat es nicht eilig. Mein Herz fängt an, heftiger zu schlagen. Ich hupe mehrfach. Fahr dein Scheißauto weg!

Die Frau dreht sich um, um zu sehen, wer die Dreistheit besitzt, zu hupen und ihre Unterhaltung zu stören. Sie schreit mir etwas zu, wobei ihre Goldzähne in der Sonne glitzern. Mit ein paar Gesten gibt sie mir zu verstehen, ich solle um die beiden Autos herumfahren, was ich auch machen würde, nur bin ich mir nicht sicher, ob ich mit meinem Auto durchpasse, ohne dass es Schrammen abbekommt. Rückwärts zurück auf die Brixton Hill Street geht auch nicht, weil dort zu dichter Verkehr herrscht. Ich stehe derart unter Strom, ich muss hier weg.

Langsam manövriere ich mein Auto durch den engen Korridor zwischen den beiden Plaudertaschen links und den geparkten Wagen zu meiner Rechten. Die saftige Lady hat Platz gemacht und steht in der Lücke zwischen ihrem Auto und dem vor ihr. Sie schaut mich finster an, als ich mich Zentimeter um Zentimeter vorbeischiebe. Genau in dem Moment kommen mehrere Autos durch den engen Korridor auf mich zugeschossen. Im ersten Wagen sitzen zwei Männer, denen die Zornesröte im Gesicht steht. Sie haben es offensichtlich sehr eilig und machen keine Anstalten zu warten, bis ich vorbei bin. Sie hupen und schreien mich an. Im Hintergrund höre ich Polizeisirenen. Werden sie etwa verfolgt? Die Gesten werden wütender, der Zorn größer. Ich will aussteigen und zurückschreien, aber ich kann nicht. Zu wenig Platz, um die Autotür aufzumachen. Ich bekomme einen Wutanfall, knalle den Rückwärtsgang rein und fahre los, nicht ohne die Frau anzuschreien, die den ganzen Stress verursacht hat, weil sie so ein egoistisches Arschloch ist.

Die Schimpfwörter kann sie mir von den Lippen ablesen. Als ich an ihr vorbeifahre, schlägt sie mit voller Kraft gegen meine Seitenscheibe. Ihre Goldringe wirken wie ein Schlagring.

«Schwachkopf!», schreit sie und schlägt wieder gegen das Fenster. Währenddessen hupt und brüllt der Fahrer im Wagen vor mir wie gehabt und gibt mir mit Gesten zu verstehen, verdammt nochmal endlich Platz zu machen. Die Polizeisirenen kommen näher.

Inzwischen habe ich fast die Brixton Hill Street erreicht, und die

Frau beschimpft mich immer noch wüst in ihrem jamaikanischen Akzent; sie läuft mir hinterher und hämmert gegen die Seitenscheibe. Ich befürchte, die Scheibe geht zu Bruch, aber wie durch ein Wunder bleibt sie ganz.

Ich zeige ihr den Vogel.

«Scheißschwuchtel!»

Jetzt, wo ich an den Autos vorbei bin, habe ich drei Möglichkeiten: Ich kann im Wagen sitzen bleiben und warten, bis die Seitenscheibe eingeschlagen wird; ich kann aussteigen und mich auf der Straße prügeln; oder ich lasse es darauf ankommen und biege auf Verdacht rückwärts in die Brixton Hill Street ein. Ein Blick auf die wütende Jamaikanerin und die finsteren Gesellen, die im Auto auf mich zuhalten, und mir ist klar, dass ich mein Glück wohl besser auf der Brixton Hill Street versuche.

Ich blicke kurz über die Schulter. Keine Autos. Ich setze zurück und biege in die Straße ein. Von irgendwoher aus dem toten Winkel ertönt eine Hupe. Ich drehe mich um und sehe einen VW Golf, der mich bei seinem Ausweichmanöver nur um Haaresbreite verfehlt. Ich habe ihn nicht auf der Busspur heranrauschen sehen. Ich lege den ersten Gang ein und trete das Gaspedal durch. Die Frau steht immer noch goldbehängt mit geballten Fäusten mitten auf der Seitenstraße und beschimpft mich.

Ich klammere mich ans Lenkrad, als sei es die Nordwand des Mount Everest. Die Reifen quietschen, ich rase nach Hause. Ich spucke Gift und Galle und schlage auf das Lenkrad ein, als könne es etwas dafür. Wäre jetzt eine Knarre in Reichweite, würde ich wahrscheinlich durchdrehen wie Michael Douglas in *Falling Down*.

Zu Hause schaue ich mir erst einmal die Seitenscheibe an. Ich bin verblüfft, dass sie der Wucht der Schläge standgehalten hat. Nur ein paar kleine Kratzer sind zu sehen, sonst nichts. Ich schaue die Straße hoch und runter, ob mir jemand gefolgt ist. Als ich mir sicher bin, dass dies nicht der Fall ist, gehe ich hinein; drinnen laufe ich hin und her und atme mehrmals tief durch. Ich schlage gegen die Wand in der Küche. Es fällt etwas Putz auf den Boden. Noch nie in meinem Leben habe ich so mörderisch vor Wut gekocht. Am liebsten würde ich Liams Baseballschläger nehmen und ein paar Autoscheiben einschlagen.

Das Telefon klingelt, aber ich bin immer noch sprachlos vor Wut. Ich starre ratlos auf den Anrufbeantworter, bis er anspringt.

«Clint, hier ist Geoff. Ich ruf nur an wegen der Story, die du gestern Abend abliefern solltest. Bis jetzt habe ich noch nichts bekommen. Ruf mich bitte so schnell wie möglich zurück. Danke.»

Das hat mir gerade noch gefehlt!

Gestern Abend habe ich einen Artikel geschrieben, aber der Einstieg passt nicht. So kann ich ihn nicht einreichen. Ich fahre den Computer hoch und suche die Datei, aber mein Herz schlägt so schnell, dass ich aufstehen und ein paar Schattenboxübungen machen muss.

Es ist verrückt, aber nach einem Zwischenfall wie diesem würde ich normalerweise drei Kreuze machen, dass ich noch am Leben bin. Und eine Tasse Tee trinken, bis mein Ärger verflogen ist. Aber mit meinem Testosteronspiegel ist daran nicht zu denken. Das Testosteron gibt mir zu verstehen, dass mein Alpha-Status als Mann in Gefahr ist. Ich muss kämpfen, kämpfen, kämpfen. Dabei sollte ich schreiben, schreiben, schreiben. Schließlich finde ich das Dokument und haue in die Tasten: *Der Feuerkäfer besitzt so sensible Sensoren, dass er Waldbrände aus einer Entfernung von 80 Kilometern ausmachen kann.* Eigentlich hätte ich einen Schraubenzieher aus dem Kofferraum holen und das ganze Auto dieser blöden Sau mit einem netten Spinnwebenmuster verzieren sollen. Mal sehen, ob sie mich dann immer noch «Schwachkopf» genannt hätte, die dumme Kuh! Lass gut sein, Clint! Konzentrier dich, du musst den Artikel einreichen. Du kannst es dir nicht erlauben, diesen Redakteur zu verlieren. Er ist dein Brötchengeber. Reiß dich zusammen!

Der Feuerkäfer (*Melanophila acuminata*) legt seine Eier unter die Rinde schwelender Bäume. Das verbrannte Habitat mag den meisten Spezies rau erscheinen, aber … aber was? Was weiß denn ich? Was interessiert mich der Feuerkäfer mit seinen hypersensiblen Sensoren und seinen dämlichen Jungen, die den Geschmack von verkohlter Baumrinde mögen. Es gibt nicht viele Lebewesen, die von Waldbränden angezogen werden, der Feuerkäfer macht hier eine Ausnahme. Ein Hauch von verbranntem Holz treibt ihn in einen Paarungsrausch. Wissenschaftler der Universität Bonn in Deutschland haben in einer Studie über den Feuerkäfer …

O Mann, das taugt nichts. Ich schnappe mein Tai-Chi-Schwert und gehe in den Garten hinters Haus. Ich zerteile förmlich die Morgenluft. Ich hoffe, ich kann etwas entspannen, aber mein Blut ist immer noch am Siedepunkt. Eine Stunde später sitze ich wieder an meinem Schreibtisch, versuche, aus dem Feuerkäfer schlau zu werden, und bemühe mich, den kleinen Scheißkerl interessant erscheinen zu lassen.

Das Telefon klingelt.

«Clint. Hier ist Geoff.» Er hört sich kurz angebunden an, nicht so sympathisch, wie es seinem Naturell entspricht. «Hast du meine Nachricht erhalten?»

«Tut mir leid, Geoff, bin gerade zur Tür rein gekommen. Hatte heute Morgen ein bisschen Stress mit dem Auto. Worum ging's bei der Nachricht?»

«Ich hab deinen Artikel nicht gekriegt. Ausgemacht war gestern Abend.»

«Das muss am E-Mail-Programm liegen. Hotmail spielt zurzeit echt verrückt. Ich schicke ihn dir gleich nochmal.»

«Okay, aber wenn ich ihn innerhalb der nächsten 20 Minuten nicht habe, muss ich ihn rauslassen.»

Irgendwie schaffe ich es, das Teil fünf Minuten vor der Zeit zusammenzuschustern.

Ich bekomme eine E-Mail von Geoff. Sie enthält nur ein Wort: «Danke.»

Kein Wunder, dass ich ein Jahr vor dem Abi sitzengeblieben bin, wenn Testosteron mich geil, unkonzentriert und gewalttätig werden lässt. Ich hatte keine Chance! Es ist ein Wunder, wie Jungs das Gymnasium schaffen. Ich behaupte nicht, Hormone seien Schicksal, aber man muss schon eine starke Persönlichkeit haben, um gegen diesen Strom anzuschwimmen.

Studien haben gezeigt, dass es eine enge Verbindung zwischen Kriminalität und einem hohen Testosteronspiegel gibt, vor allem bei Gewaltverbrechen. Natürlich spielt auch eine ganze Menge anderer Faktoren eine entscheidende Rolle, ob jemand mit einem hohen Testosteronspiegel im Gefängnis landet oder als hochbezahlter Börsenmakler arbeitet. Aber was mir wirklich Angst macht, ist die Impulsivität, diese Unfähigkeit, ruhig und rational zu denken. Hätten heute Morgen andere Rahmenbedingungen geherrscht, das heißt, hätte ich die Autotür aufmachen können und ein Schraubenzieher hätte unter dem Fahrersitz statt im Kofferraum gelegen, wäre die Sache möglicherweise anders ausgegangen. Dann säße ich jetzt vielleicht in einer Gefängniszelle oder läge auf einer Krankentrage oder in der Leichenhalle. Das macht mir Angst.

Während der letzten Tage habe ich das Selbstvertrauen richtig ausgekostet, das mir das Testosteron verschafft. Ich bin wesentlich geselliger. Und rufe Redakteure eher an, um ihnen eine Story schmackhaft zu machen, anstatt einfach nur E-Mails zu schreiben. Ich strotze vor Kühnheit und Omnipotenz. Ich genieße auch diesen neuen Energieschub. Ich komme nicht so leicht außer Atem und trainiere lieber als fernzusehen. Untätigkeit finde ich auf einmal nicht mehr entspannend, sondern langweilig. Aber heute habe ich das Supermacho-Testosteron-Dasein von einer anderen Seite kennengelernt, für meinen Geschmack viel zu *yang*. Wann fängt das Progesteron endlich an zu wirken? Es wird doch wohl hoffentlich als Gegenmittel wirken und die scharfen maskulinen Ecken und Kanten etwas abschleifen. Sodass ich weiterhin selbstbewusst, aber nicht überheblich bin, geil, aber nicht sexsüchtig, dominant, aber nicht aggressiv.

Ich lasse meinen Bizeps spielen und beobachte das Implantat, wie es gekrümmt und gegen die Haut gepresst wird. Ich bilde mir ein, dass ich dadurch irgendwie die Freisetzung von Progesteron aus dem Plastikröhrchen beschleunige. Wie beim Auswringen eines nassen Handtuchs. Ich muss wieder Gleichgewicht und Harmonie in mein Hormonsystem bringen, und zwar schnell.

Sifu-Scheißkerl

September 2004

Es ist Freitagabend, sieben Uhr. Eigentlich müsste ich auf dem Sofa herumlümmeln und mir Wiederholungen der Simpsons anschauen, stattdessen bin ich im Garten und übe meine Schwert-Form. Der Garten ist recht klein, und jedes Mal, wenn ich die Bewegung «Den Tiger schlagen» ausführe, hacke ich vom Fuchsienstrauch ein paar Zweige mehr ab.

«Papa. Dein Telefon», ruft Liam und bringt mir mein Handy.

Es ist eine SMS von Othmar. Er wird morgen früh kein Tai-Chi unterrichten. Er arbeitet jetzt als Busfahrer, womit sich der Unterricht am Samstag erledigt hat. Am Ende der SMS teilt er mir mit, dass er mir Bescheid gibt, sobald sich etwas ändert.

Ich bin zwei Jahre lang regelmäßig zum Tai-Chi gegangen, sogar während der kältesten Zeit im Winter. Ich habe kein einziges Mal gefehlt. Jetzt ist das Ganze abrupt zu Ende, ohne Verabschiedung, ohne Urkunde, ohne Party. Einfach so, aus und vorbei.

Ich setze mich an den Computer und suche nach einem anderen Lehrer. Ich bin so aufgewühlt, ich muss unbedingt sofort einen neuen Tai-Chi-Kurs finden, aber es dürfte schwer sein, jemanden zu finden, der so kompetent und engagiert ist wie Othmar. Leider sind gute Tai-Chi-Lehrer Mangelware. Die meisten unterrichten nur die Form – die langsamen Bewegungsabläufe, die man die Leute in Parks üben sieht. Sie haben nicht begriffen, dass hinter den fließenden Bewegungen eine tödliche Absicht steckt.

Ich gebe einen Suchbegriff in Google ein, und nachdem ich etliche Websites durchforstet habe, finde ich einen Lehrer, der Tai-Chi als Kampfsport unterrichtet. Er lehrt nicht nur Tai-Chi, sondern beherrscht auch Bagua und Hsing-I, die anderen bedeutenden Inneren Kampfkünste. Und was noch besser ist – der Unterricht findet am Sonntagmorgen statt. Ich schreibe die Adresse auf ein Stück Papier und verstaue es in meinem Geldbeutel.

Am nächsten Morgen mache ich mich auf zu den Hollywood Dance Studios in Soho. Ich schaue durch das Fenster von Studio 12, aber dort scheint ein Poledance-Kurs stattzufinden, kein Tai-Chi. Ich frage die beiden Typen mittleren Alters, die vor dem Studio stehen, ob ich hier richtig sei zum Tai-Chi-Kurs. Ja, sagen sie. Diese Typen sehen aus wie der klassische Tai-Chi-Kursteilnehmer: schmächtige Typen, die an einem echten Kampfsportkurs teilnehmen wollen, aber Angst haben, Schläge einstecken zu müssen. (Mit anderen Worten, ich vor meinem Hormonschub.) Die gleichen verhärmten Leute mit blassem Gesicht, die man in Ökoläden herumstöbern sieht.

Dann taucht Gerald auf, der Tai-Chi-Lehrer. Er hat einen Bierbauch und schlaffe Arme. Bei mir läuten die Alarmglocken, aber es ist zu spät, ich kann jetzt nicht mehr abspringen.

Die Mädchen im Studio schleppen die Poledance-Stangen zur Seite und ziehen sich Trainingshosen über ihre Tangas. Eine von ihnen verlässt das Studio mit einer leeren Sektflasche in einer Hand und ein paar Sektgläsern in der anderen.

Plötzlich wünsche ich mir, ich hätte mich zum Poledance-Kurs angemeldet. In unserem Kurs sind Sekt oder sexy Tangas Fehlanzeige. Gerald fragt mich, ob ich schon Tai-Chi-Erfahrung habe. Ja, sage ich, aber meine Antwort scheint ihn nicht wirklich zu interessieren. Es gibt nur ein wahres Tai-Chi, und zwar das, was er unterrichtet. Er zeigt mir eine Tai-Chi-Aufwärmübung. Ein Bein ausstellen und die Hüfte beugen. Dabei den Hintern herausstrecken zur besseren Dehnung. Eine allgemein bekannte Stretching-Übung für den hinteren Oberschenkelmuskel, aber Gerald bringt mir das Ganze bei, als würde er ein uraltes chinesisches Geheimnis für ein langes Leben und geballte Kampfkraft weitergeben.

«Beim Tai-Chi machen wir alles ganz langsam», erklärt er mir. «Während der Übungen kannst du ein Buch vor dich auf den Boden legen und lesen.»

Da ich kein Buch mitgebracht habe, träume ich mit offenen Augen von Pole-Tänzerinnen mit rosaroten Texashüten.

Zehn Minuten später unterbricht Gerald meine Träumerei. Er will mich jetzt mit dem nächsten Hammer vertraut machen: auf und ab schreiten, gaaaaanz laaangsaaam.

Der Unterricht dauert jetzt schon eine halbe Stunde, und ich gehe immer noch im Schneckentempo von einer Seite des Studios zur anderen. Ich frage mich langsam, ob ich dabei etwas lernen soll. Oder ob er nur meine Entschlossenheit testet.

«Sag mir Bescheid, wenn ich im Lehrstoff zu schnell vorangehe», sagt Gerald. «Ich neige dazu, zu schnell zu unterrichten.» Ich warte auf ein ironisches Lächeln, aber da erscheint nichts auf seiner griesgrämigen Miene.

Der Unterricht ist fast vorbei, als der Lehrer beschließt, mir die Eröffnung der Form beizubringen. Aber zuerst zeigt er mir, was der Fehler bei den meisten Kampfsportarten ist. Er nimmt eine Karate-Stellung ein.

«Die meisten Kampfsportarten stützen sich auf das dritte Newtonsche Gesetz der Bewegung – zu jeder Aktion gehört eine gleichgroße und entgegengesetzte Reaktion.» Gerald demonstriert, wie die Aktion, mit der Faust in die Rückseite des Oberschenkels zu drücken, die gleichgroße und entgegengesetzte Reaktion zur Folge hat, dass die Faust zurückgeschleudert wird. Ich kann förmlich hören, wie Isaac Newton sich im Grab umdreht.

Dann zeigt mir Gerald, wie es eigentlich ablaufen müsste. Nun gut, ich habe Yang-, Wu-, Chen- und Wudang-Tai-Chi gelernt und bin eigentlich schon ziemlich vertraut mit Eröffnungen wie «Das Wasser aufwühlen» oder «Die Hände heben». Alle Tai-Chi-Formen beginnen mit dieser Eröffnung. Dennoch möchte ich nicht als Besserwisser erscheinen, also höre ich seinen Ausführungen aufmerksam zu.

Vom Wasser gelangen wir zum «Double Press». Ich führe den «Double Press» aus und nehme dabei eine Vorwärtsposition aus dem Wu-Tai-Chi ein, wobei mein ganzes Gewicht auf dem vorderen Bein lastet. Tststststs. Gerald sagt mir, meine Ausführung sei falsch. Er zeigt mir, wie es richtig wäre – 50 Prozent des Gewichts auf dem vorderen Bein und 50 Prozent auf dem hinteren.

«Aber bin ich jetzt nicht doppelgewichtet?», frage ich Gerald. Beim Tai-Chi-Chuan ist es ein ganz großes Tabu, doppelgewichtet zu sein. Ein Bein ist immer «voll» (d. h. trägt das meiste oder ganze Körpergewicht) und das andere «leer» (d. h. trägt wenig oder kein Gewicht), oder zumindest geht man über von *yin* zu *yang* zu *yin* zu *yang* usw., bis die Form vollständig ist. Man darf nie wie festgewurzelt stehen. Aber die 50:50-Stellung, erklärt mir Gerald, sei besser. Alle anderen Tai-Chi-Lehrer dieser Welt haben offenbar keine Ahnung, wovon sie sprechen. Nur Gerald kennt die Geheimnisse wahrer Kampfkunst.

«Warum ist diese Stellung besser?», frage ich Gerald.

«Weil mein Geist nach allen Seiten gerichtet ist. Bei der Stellung, die du mir gezeigt hast, ist dein Geist nur nach vorne gerichtet. Bei dieser Stellung ist mein Geist nach allen Seiten offen.»

«Was bedeutet das?», frage ich. «Kannst du mir konkret zeigen, was es in der Praxis bedeutet, dass dein Geist nach allen Seiten offen ist?»

«Nein», sagt Gerald. «So unterrichten wir nicht im Fernen Osten.»

«Aber wir sind hier im Westen», gebe ich ihm zu bedenken.

«Nicht in meinem Unterricht, hier nicht», empört er sich.

Ich sehe, wie die beiden anderen Kursteilnehmer argwöhnisch die steigende Anspannung beäugen. Wie wird ihr *Sifu* wohl damit umgehen, von einem Greenhorn in Frage gestellt zu werden?

«Du kannst mir die Vorteile einer 50:50-Stellung also nicht demonstrieren? Ich muss es einfach glauben, dass es eine bessere Stellung ist?»

«Du musst gar nichts einfach glauben», sagt Gerald und richtet sich auf.

«Aber so ist es nun mal», insistiere ich. «Wenn du mir nicht erklären kannst, warum es so läuft, muss ich es sehr wohl einfach glauben.»

Der Ton des Wortwechsels wird schärfer.

«Du bist ein Aufschneider», sage ich zu Gerald. Ich hoffe so sehr, dass er mich schlägt, damit ich ihm zeigen kann, was echtes Tai-Chi ist. Er ist es nicht wert, zwei Schüler zu haben, und die beiden sollten wissen, dass sie ihr Geld verschwenden. Anstatt mir einen Schlag zu verpassen, läuft Gerald rot an und erzählt mir eine Geschichte über den Lehrer seines Lehrers, dem seine Schüler schnurzegal waren und der den halben Kurs umgehauen hat. Womit bewiesen wäre, dass Geralds Tai-Chi besser ist als alles, was ich bisher gelernt habe. Gerald erzählt mir, dass seine Schüler (die zwei Typen, die sich alle Mühe geben, mit ihrer Form weiterzumachen und dem Aufruhr keine weitere Bedeutung beizumessen) schon über zwei Jahre zu ihm in den Unterricht kämen.

«Dann verarsch sie weiter», sage ich Gerald. Nun mach schon, denke ich. Ich werde es ihnen schon zeigen. Keine Reaktion. Gerald ist perplex. Es ist offensichtlich, dass niemand jemals seine Autorität in Frage gestellt hat. Mir wird klar, dass der Typ es nie schnallen wird, also schnappe ich meine Tasche und gehe in Richtung Tür. Ich weiß zwar nicht, wo Geralds Geist überall herumschwirrt, aber in seinem Arsch mit Sicherheit, und das nicht zu knapp.

«Und mach dir wegen der Bezahlung keine Gedanken», sagt Gerald, als ich die Tür aufmache.

«Keine Angst. Das Ganze hat sowieso nichts getaugt», entgegne ich ihm.

Ich habe nichts Neues gelernt. Eine rudimentäre Dehnübung für die hintere Oberschenkelmuskulatur war das Einzige, was ich gemacht habe. Ich habe eine halbe Stunde damit verbracht, im Schneckentempo herumzulaufen, um mir dann irgendwelchen abstrusen Scheiß anzuhören, wie Gerald Leute mit der Kraft seines Geistes besiegen kann. Ich hoffe zu seinen Gunsten, dass er nie in eine Schlägerei gerät. Er hätte keine Chance.

Ich gehe die Dean Street hinunter und frage mich, wie zum Teufel ich mit einem Tai-Chi-Lehrer aneinandergeraten konnte. Vor meiner Testosteronbehandlung wäre das nicht passiert. Damals wäre ich einfach bis zum Ende des Unterrichts geblieben, hätte den Lehrer bezahlt und wäre eben nicht wiedergekommen. Schlimmstenfalls hätte ich andere Leute davor gewarnt, seinen Unterricht zu besuchen. Aber so fühle ich mich besser, weil ich mich mit Gerald angelegt habe. Wie lange kommt er schon ungeschoren davon, Unsinn zu erzählen und den Leuten dafür auch noch Geld abzuknöpfen? Höflichkeit zahlt sich manchmal nicht aus. Oder spricht da aus mir etwa das Testosteron? Ich höre mich gar nicht mehr wie ich selbst an. Gewiss habe ich noch nie jemandem ins Gesicht gesagt, er sei ein Aufschneider. Ich schäme mich für mein Verhalten, aber gleichzeitig ist es ein gutes Gefühl, ihm die Stirn geboten zu haben.

Ich treffe mich mit Sam im French-Connection-Laden in der Oxford Street. Sie hat ein paar Hosen über dem Arm hängen und wirkt angespannt.

«Du bist zu früh», sagt sie und reicht mir ihre Handtasche. «Passt du bitte darauf auf? Ich will die anprobieren.»

Shopping. Alles andere als meine Lieblingsbeschäftigung. Wir gehen einen Stock tiefer, wo Sam in einer Umkleidekabine mit Vorhang verschwindet. ich lasse mich auf dem Boden nieder, auf einer Seite eine Handtasche, auf der anderen einen Rucksack.

Zwei Minuten später. «Wie gefällt dir die Hose?», fragt sie und streicht sie vorne mit ihrer Handfläche glatt.

«Schön. Nimm sie.»

«Sie kostet aber £ 80!»

Ich habe nie verstanden, warum Sam Zeug anprobiert, das sie sowieso nicht kaufen will. Es ist ja nicht so, dass sie das Preisschild nicht sehen könnte, das dran ist.

«Nimm sie.»

«Aber unser Konto ist schon überzogen.»

«Bezahl mit der Kreditkarte.»

«Gefällt sie dir *wirklich*, oder sagst du das nur, weil du dich langweilst und hier raus willst?»

«Hab ich dir doch schon gesagt, oder? Mir gefällt sie.»

«Das sagst du immer, wenn ich dir etwas zeige.»

Sam zieht den Vorhang wieder zu. Ich krame ein Buch aus meiner Tasche und fange an zu lesen. Damit auch ich etwas Vernünftiges zu tun habe, wenn's mal etwas länger dauert. Zwei Minuten später geht der Vorhang wieder auf.

«Und die?»

«Ja, gefällt mir auch.»

«Ist sie nicht ein bisschen eng? Ich will nicht aussehen wie eine Leberwurst in der Pelle.»

«Du hast eine super Figur. Die brauchst du nicht zu verstecken.»

«Wie sitzt sie am Hintern? Ist sie nicht doch ein bisschen eng?» Sam dreht sich um.

«Versuche deine Zehen zu berühren.»

Sam lacht, aber macht, was ich ihr sage.

«Ja, ist sie, eindeutig.»

«Ich weiß nicht», meint sie und richtet sich wieder auf. «Ich glaube, das ist nichts für die Schule.»

«Dann trägst du sie eben nicht in der Schule. Sondern wenn du mit mir ausgehst.»

«Ich glaube, ich nehme die, die ich zuerst anprobiert habe.» Sam zieht den Vorhang zu. Ein paar Minuten später kommt sie wieder aus der Umkleidekabine.

«Haben Sie was gefunden?», fragt die Verkäuferin.

«Ich glaube, ich lasse es», sagt Sam und gibt ihr die Hosen.

«Ich dachte, du wolltest die nehmen, die du zuerst anprobiert hast», sage ich, als wir das Geschäft verlassen.

«Nein. Zu teuer. Gehen wir zu H&M.»

«Ich glaube, ich gehe in die Kneipe und lese mein Buch. Treffen wir uns dort in, sagen wir, einer Stunde?»

«Aber ich will deine Meinung hören.»

«Wirklich?»

«Ja.»

«Also, gehen wir. Aber das ist das *letzte* Geschäft.»

«Okay. Versprochen.»

Aber es ist nie das letzte Geschäft. Wir sind den ganzen Tag unterwegs von hier nach da. Zwei, drei Mal im gleichen Geschäft. Es bringt mich auf die Palme. In manchen Klamottenläden für Frauen gibt es Stühle zum Hinsetzen, in vielen jedoch nicht. Ich kann mich noch nicht einmal gegen eine Wand lehnen, ohne dass mich ein Security-Mensch wegscheucht. Es ist ziemlich anstrengend. Anstrengender als eine halbe Stunde im Schneckentempo herumzulaufen.

Crash

November 2004

Mein Übermut ist nicht von Dauer. Unschlüssigkeit macht sich langsam in meiner Stimme breit. Ich bin zögerlich und rechtfertige mich ständig. Ich schreite nicht mehr den Gehweg hinunter wie ein Mann, der von seinem Schicksal getrieben wird, ich zottle mit gesenktem Kopf dahin. Wenn sich jemand im Supermarkt an der Kasse vordrängelt, sage ich nicht «Entschuldigung, aber die Schlange fängt dort hinten an». Stattdessen lasse ich einen Seufzer los, aber nicht so laut, dass der Drängler es hören könnte, sondern gerade laut genug, um den aufgestauten Frust loszuwerden. Ich fange sogar an zu stottern. Das erste Mal ist mir das aufgefallen, als ich ein Interview transkribiert habe, das ich mit einem Wissenschaftler der Universität Cambridge geführt hatte. Als ich mir das Band anhörte, war mein Gestotter deutlich zu erkennen. Ich war schockiert, als ich das hörte.

Im Journalismus wird viel geblufft. Zumindest in *meiner* journalistischen Sparte wird viel geblufft. Ich schreibe über Gesundheit, Wissenschaft und Technik. Wie groß ist die Chance, dass ich Fachmann für Produktivitätssteigerung in der Versicherungswirtschaft bin und *gleichzeitig* Fachmann für kosmische Hintergrundstrahlung? Es ist unmöglich, so viele Felder abzudecken und dabei etwas mehr als nur ein sehr oberflächliches Verständnis von jedem Fachgebiet zu haben – das dann auch noch meist von Last-Minute-Recherchen im Internet herrührt. Aber wenn du den Vorstandsvorsitzenden eines der 100 Footsie-Index-Unternehmen interviewst oder den Leiter der wissenschaftlichen Fakultät einer

US-Eliteuniversität, sollte es tunlichst nicht herauskommen, dass deine Recherche über ihr Fachgebiet aus einer zehnminütigen Google-Suche bestand. Deine Fragen müssen intelligent sein und einen Touch von angelerntem Wissen haben. Das ist aber nur möglich mit einer gehörigen Portion Selbstvertrauen. Wirst du dabei ertappt, eine dämliche Frage zu stellen, gehst du schnell über zur nächsten, die provokanter oder tiefgründiger ist. Treffer und Finten wechseln sich ab, und du hoffst, dass die Glocke ertönt, bevor du von deiner eigenen Unwissenheit ausgeknockt wirst. Du musst auf Zack sein. Diese Fähigkeit habe ich in letzter Zeit scheinbar verloren. Ich entschuldige mich schon für meine Unwissenheit, bevor das Gespräch überhaupt begonnen hat. Bei den letzten Interviews habe ich provokante Fragen stets vermieden – und das, obwohl ich gerade die gewöhnlich am liebsten stelle. Ich frage nicht: «Glauben Sie, dass es sich bei einem Aufwand von £50000 pro Patient um eine kostengünstige Behandlung handelt?» Stattdessen frage ich: «Das hört sich nach einer hervorragenden Lösung des Problems an. Können Sie mir sagen, wie Sie auf die Idee gekommen sind?» Wie ein Sparringspartner, der keine Schläge austeilt, weil er seinerseits keine Schläge einstecken will. Aber wie jeder Boxer weiß, du bekommst immer etwas ab.

Positiv ist dagegen, dass ich mich konzentrieren kann. Mein Kopf ist nicht mehr voller Wut und Fleischeslust. Ich bin bereit, das Erdreich zu besitzen, wie Jesus es predigt. Aber was hat das wilde Menschlein gebändigt, das während der letzten paar Monate mein Gehirn dominiert hat? Das Progesteron oder ein Testosteronmangel? Oder vielleicht zu viel Testosteron? Wenn Männer einen Testosteronüberschuss haben, wandelt der Körper das überschüssige Testosteron in Östrogen um. (Bodybuilder, die hohe Testosterondosen einnehmen, ergänzen in der Regel ihre Hormoneinnahme mit Medikamenten gegen Brustkrebs – wie zum Beispiel Tamoxifen, um die körpereigene Östrogenproduktion zu unterdrücken.) Wenn es in diesem Stadium der Studie darum geht, die richtige Dosierung zu finden, besteht die Möglichkeit, dass ich die falsche Dosis bekomme. Wenn mein Körper einen Progesteron- und Östrogenüberschuss hat, könnte das dann vielleicht bei mir zu einer gewissen Unterwürfigkeit führen? Oder fühle ich mich nur so, weil ich mich in einer Phase des Testosteronschwunds befinde? Möglicherweise handelt es sich um die Hardcore-Crash-Phase, wie immer, wenn man von der Droge runterkommt.

Es ist Montag, und ich habe gerade die Kinder an der Schule abgesetzt. Im Haus ist es unheimlich ruhig, also gehe ich zum Laden an der Ecke, um eine Zeitung zu kaufen. Ein Artikel von mir erscheint im *Independent* in der Rubrik Umwelt. Es geht um den ersten Radiosender, der ausschließlich mit Windenergie betrieben wird. Betreiber des Radiosenders ist eine Pfarrei in Wales auf dem Land. Der Artikel ist launig und humorvoll geschrieben für eine breite Leserschaft, geht aber auch auf das wachsende Umweltbewusstsein der Leser ein.

Als ich mit meiner Zeitung zu Hause bin, schalte ich den Fernseher ein, um eine gewisse Geräuschkulisse zu haben (normalerweise arbeite ich lieber im Stillen). Ich durchwühle die Seiten und suche nach meinem Artikel. Nichts. Ich wiederhole die ganze Prozedur drei, vier, fünf Mal. Nada. Sie haben den Artikel nicht veröffentlicht. Ich greife zum Telefon.

«Chris, hallo, hier ist Clint. Ich hab gerade nach meinem Artikel geschaut über den mit Windenergie betriebenen …»

«Äh, ja, tut mir leid. Ich wollte es dir eigentlich am Freitag schon sagen. Wir hatten keinen Platz mehr. Wir bringen ihn erst nächste Woche. Wir haben auf der Seite viel Werbung akquiriert, und du weißt ja, das hat immer Vorrang. Aber mach dir keine Gedanken, nächste Woche erscheint er definitiv.»

Ich weiß, es stimmt, was er sagt, trotzdem ist es nicht weniger ärgerlich, nur weil es stimmt. Ich hasse es, meinen Interviewpartnern zu sagen, sie könnten in der Zeitung nach dem Artikel schauen, und dann ist er nicht drin, und sie rufen mich an und fragen, was los ist. Dann komme ich mir vor wie ein Lügner. *Ehrlich, er erscheint nächste Woche.*

Die Wochen ziehen ins Land. Ich bekomme keinen einzigen Auftrag, obwohl ich ein paar Dutzend Themenvorschläge verschicke. Sind meine Ideen wirklich so schlecht? Ich rufe an, um zu sehen, wie es mit meinen Themenvorschlägen aussieht, habe aber immer nur das Vergnügen mit Anrufbeantwortern. Niemand ruft zurück. Das allgemeine Schweigen nagt an meinem Selbstvertrauen.

Inzwischen verbringe ich den Tag ausschließlich damit, sehnlichst auf Sam zu warten. Wenn sie von der Arbeit nach Hause kommt, nehme ich sie in die Arme, sanft und zärtlich. Nicht wie noch vor ein paar Wochen. Nicht wie ein wollüstiger Neandertaler. Ich halte sie, als wolle ich ihr verzweifelt mitteilen: «Bitte lass mich nicht so lange mutterseelenallein.» Ich packe sie nicht um die Taille und zerre sie an mich, ich streichle ihr Haar. Schließlich schiebt sie mich weg und geht ins Haus.

«Wie war dein Tag?», frage ich. Es ist keine belanglose Frage. Ich möchte wirklich die Antwort wissen.

«Frag nicht», sagt Sam und hängt ihren Mantel an die Garderobe.

Es geschieht etwas Seltsames. Ich ertappe mich dabei, wie ich Sam aufmerksam zuhöre. Ohne Empfangsstörungen. Ich nehme jedes Wort laut und deutlich wahr. Und anstatt unter irgendeinem Vorwand aus der Küche zu gehen, koche ich kannenweise Tee und schlage vor, uns ins Esszimmer zu setzen und das Thema weiterzuerörtern.

Obwohl die Zeitung verlockend nah neben mir auf dem Esszimmertisch liegt, schiele ich nicht wie üblich verstohlen auf die Schlagzeilen. Ich schenke Sam meine volle Aufmerksamkeit.

«Erinnerst du dich an den Kurs, den ich machen wollte?»

«Den über Autismus?»

«Du hörst also manchmal *doch* zu.»

«Nur manchmal», sage ich mit einem Lächeln.

«Also, ich habe immer wieder gefragt, ob ich den Kurs machen könne, und jedes Mal wurde ich aufs Neue hingehalten. Jetzt heißt es auf einmal, das Budget für Fortbildungsmaßnahmen sei erschöpft.»

«Passiv-aggressiv», sage ich ihr. «Das ist typisch passiv-aggressives Verhalten.»

«Warum haben sie dir das mit dem Budget nicht gleich gesagt? Warum halten sie dich ewig hin?»

«Keine Ahnung. Schätze, das sind ihre kleinen Machtspielchen.»

«Arschlöcher! Die sollten endlich kapieren, was sie an dir haben.»

Ich kann es nicht glauben, dass ich genau das gleiche Gespräch jetzt anrege, das ich monatelang immer abgewürgt habe. Anstatt das Gespräch mit meinem Ratschlag «Mach, was du willst!» auf einen Schlag zu beenden, bin ich es, der Sam dazu ermuntert, mehr Dampf abzulassen. Unser Tête-à-tête dauert noch eine weitere Stunde. Schließlich bricht Sam die Unterhaltung ab. «Es wird spät», sagt sie. «Wir sollten den Kindern was zum Abendessen hinstellen.»

Ich weiche Sam den Rest des Abends nicht von der Seite, ängstlich darauf bedacht, sie nicht aus meinem Blickfeld zu verlieren.

«Dein Verhalten ist wirklich verrückt», sagt sie.

«Tatsächlich?»

«Ja, aber im positiven Sinn. Sonst bist du nie so aufmerksam.»

«Ich fühle mich ein bisschen ...» Ich will «anlehnungsbedürftig» sagen, erkenne aber, wie erbärmlich das klingt, wie unmännlich.

«Versteh mich nicht falsch, ich will dich nicht kritisieren. Aber normalerweise bist du eben einfach nicht so. Sind das die Hormone? Ich könnte wetten, es sind die Hormone.»

«Ich weiß nicht. Vielleicht.»

Es kommt mir vor, als sei ich auf Ecstasy. Ich will Sam umarmen und streicheln, aber anders als auf Ecstasy, wo man das Verlangen hat, völlig fremde Leute zu umarmen, handelt es sich hier um eine klitzekleine, verzweifelte Liebeserklärung, die nur für Sam bestimmt ist. Eine Liebeserklärung, die aus einer tiefen inneren Angst herauskommt, verlassen zu werden, und nicht aus einem fröhlichen Quell menschlicher Nächstenliebe.

In den 14 Jahren unserer Ehe habe ich mich noch nie so gefühlt wie jetzt. Ich war nie besitzergreifend und anhänglich. Und ich hatte nie Zweifel an Sams Liebe. Als ich Sam erzähle, wie ich mich fühle, meint sie: «Genau so fühle ich mich jeden Monat, kurz vor meiner Periode. Ich hab dir gesagt, es sind die Hormone. Jetzt weißt du, wie das ist.»

Wie kann man es aushalten, sich so zu fühlen, nutzlos, hässlich und ungeliebt? Nach Bestätigung betteln. Ich könnte das nicht jeden Monat ertragen.

Später erinnert mich Sam daran, dass wir morgen Abend mit Bill und Rita auf ein Konzert gehen. Graham Coxon. Ich hatte das völlig vergessen. Schon allein der Gedanke, das Haus zu verlassen, ist schrecklich genug, aber wenn ich daran denke, in einer rappelvollen Halle zu stehen mit mehreren Tausend Leuten, die unisono ihre Arme in der Luft hin- und herschwenken, dann will ich mich am liebsten ins Bett verkriechen und erst wieder auf der Bildfläche erscheinen, wenn alles vorbei ist.

«Ach stimmt, das hab ich ganz vergessen. Super.» Das «super» sage ich, als habe mir gerade jemand eröffnet, dass der Hund in mein Büro gekackt hätte.

In jener Nacht schmiege ich mich im Bett ganz eng an Sam. Ich will keinen Sex, nur kuscheln. Innerhalb von ein paar Wochen ist mein Sexualtrieb von hundert auf null zurückgegangen. Das muss am synthetischen Progesteron in dem Röhrchen liegen. In manchen US-Staaten werden rückfällige Sexualstraftäter mit synthetischem Progesteron chemisch kastriert. Vielleicht habe ich durch Beugen meines Arms zu viel Progesteron in die Blutbahn freigesetzt.

«Du bist verschwitzt», sagt Sam. «Warum bist du immer so verschwitzt? Du solltest zum Arzt gehen. Das ist nicht normal.»

«Das sind die Hormone», erkläre ich ihr. «Ich habe mit dem Arzt darüber gesprochen. Er sagt, es sei eine gängige Nebenwirkung.»

«Und wie lange muss ich das ertragen?»

«Noch ein Weilchen.»

«Hm.»

Sie dreht mir den Rücken zu. Nur noch wenige Tage bis zu meiner nächsten Testosteronspritze. Ich kann es kaum erwarten.

* * *

Im Forum in Kentish Town ist die Hölle los. Wir sind früh da und kriegen einen Platz in der Hallenmitte. Die Vorgruppen sind fürchterlich. Ich registriere mit Unbehagen, wie die Menschenmenge um uns herum ständig wächst. Bald stehen wir zusammengepfercht auf engstem Raum. Es ist kaum Platz für einen Bierbecher in der Hand, ohne das meiste zu verschütten.

Ein Typ neben uns wirft den Kopf ekstatisch hin und her, obwohl die Band eine softe Indie-Nummer abspult, bei der eher Schunkeln angesagt wäre als epileptische Zuckungen. Die Menge lässt ihm viel Platz. Trotzdem schafft er es, den Leuten seine langen, fettigen

Haare ins Gesicht zu schleudern, und zumindest ein Zuschauer stößt ihn weg, als er den Leuten mit den Ellbogen gefährlich in Gesichtsnähe kommt. Als er aufhört zu tanzen, stelle ich fest, dass er ein Funkeln in den Augen hat wie jemand, der unter das Gesetz zur Zwangseinweisung psychisch Gestörter fällt.

Ich mache gerade drei Kreuze, dass wir nicht unmittelbar neben diesem Ausbund an Geistesgestörtheit stehen, als sich ein bulliger Typ hinter uns immer mehr zwischen uns drängt, um für sich und seine Kumpels Platz zu schaffen. Man kann nicht von einer unauffälligen Annektierung sprechen, sondern eher von einem Beutezug, einer Invasion. Zuerst rempelt er Rita an. Rita dreht sich um und wirft ihm einen bösen Blick zu, allerdings ohne Erfolg, weil er mit dem Rücken zu uns steht. Das nächste Mal rempelt er mich an. Ich versuche, meinen Platz zu behaupten, aber er ist viel kräftiger als ich, und ich spüre, wie meine Absätze auf dem biergetränkten Boden ins Rutschen kommen.

«Hier unten wird es langsam wirklich brechend voll», sage ich zu Sam. «Sollen wir uns nicht nach hinten stellen? Ich denke, von dort oben hat man sowieso eine bessere Sicht.»

Ich kann nicht glauben, was ich da von mir gebe. Vor drei Wochen hätte ich ihn mitsamt seinen Kumpels wahrscheinlich herausgefordert. Damals war ich unbesiegbar. Und jetzt will ich jegliche Aggression um jeden Preis vermeiden. Bevor Sam mir antworten kann, kommt Graham Coxon auf die Bühne. Er ist ein kleiner, drahtiger Typ mit einem krächzenden Londoner Akzent. Die Musik ist scheiße – lauter Punk mit einer Menge disharmonischer Gitarrenriffs. Ich finde den Typen peinlich. Er ist Absolvent der Kunsthochschule und tut so, als sei er von der Straße. Und er singt diese schauerlichen Texte:

Got on your aviators shades
Yeah man you're really looking great

Was er da singt, war cool, als *Top Gun* 1986 herauskam, und «*yeah man*» sagt kein Mensch mehr seit den frühen Siebzigern. Aber vielleicht entgeht mir ja auch nur eine gewisse subtile Ironie bei dem Ganzen.

You are mad without a doubt
Cos I'm really freakin' out
And I'm going out of my mind
TV got me going blind

Ich bin sicher, selbst meine Oma würde bessere Texte schreiben, aber was weiß denn ich? Die Leute stehen voll drauf. Ehrenwort, ich habe sogar vorne an der Bühne ein paar Leute Pogo tanzen sehen. Der Psycho-Fall tanzt nach wie vor nach seinem eigenen Rhythmus und lässt sein Kleinhirn ordentlich gegen die Schädelwand krachen. Ich wette, da ist richtig Musik drin. Besser als hier draußen.

«Es ist zu laut!», sage ich zu Sam.

«Was?»

«Es ist zu l-a-u-t! Mir tun die Ohren weh!»

«Mir auch!», sagt sie. «Weißt du, was ich am liebsten machen würde? Crowd Surfing. Nur ein Mal. Nur so zum Spaß.»

Crowd Surfing? Verdammte Scheiße! Sam wird von Tag zu Tag jünger, und ich mit der gleichen Geschwindigkeit zu einem alten Langweiler. Es dauert nicht mehr lange, und ich lese die *Daily Mail* und jammere über die vielen Einwanderer im Land, und Sam hängt mit ihren Kumpels im Skater-Park herum.

Irgendein zerzauster Typ mit einem weißen Unterhemd und Lederjacke stolpert auf die Bühne. Die Menge grölt.

«Pete Doherty!», kreischt Sam. «Lass uns nach vorne gehen.»

«Geh du», sage ich ihr. «Ich glaube, ich bleibe hier stehen.»

Bill schießt ein paar Bilder von Doherty, als er «Time for Heroes» singt, und Sam und Rita lächeln und fangen an zu tanzen, soweit das bei der begrenzten Bodenfläche möglich ist. Danach singt Coxon noch ein paar Songs, und dann ist Schluss. Die Leute strömen aus dem Forum. Jeder strahlt. Meine Ohren klingeln.

«Wie hat es euch gefallen?», fragt Bill.

«Es war echt gut», sagt Sam.

«Es war super», sagt Rita.

«Nicht schlecht», lüge ich. «Aber es war etwas zu laut.» Ich bedaure meine Bemerkung sofort.

Als Teenager spielte ich immer Bob-Dylan-Kassetten auf einem alten Mono-Kassettenrekorder. Selbst bei voller Lautstärke reichte der Sound kaum weiter als ein paar Meter. Aber in unserer winzigen Maisonette-Wohnung waren schon ein paar Meter zu viel.

«Stell das scheußliche Gedudel leiser», sagten meine Eltern. Für mich hörten sie sich dann immer verdammt alt an. Herrgott nochmal, Bob Dylan war ihre Generation. Und jetzt bin ich wie sie.

Wir gehen zur U-Bahn-Station Kentish Town, aber sie ist geschlossen, also gehen wir weiter zur Haltestelle Camden. Es dauert ewig. Die drei unterhalten sich angeregt über Pete Doherty, und ich denke auf dem ganzen Weg nur «Ich bin langsam zu alt für Konzerte». Aber Sam hatte so viel Spaß bei dem Gig. Wie kann ich ihr beibringen, dass ich nie mehr auf irgendein Konzert gehen will? Ich will auch nie mehr einen Fuß in eine Diskothek setzen. Es macht mir einfach keinen Spaß. Warum sollte ich so tun, als hätte ich Spaß dabei? Aber ich kann nicht verhindern, dass Sam ausgeht und tut, was ihr Spaß macht. Es wird nicht lange dauern, und sie wird von meinen langweiligen Gewohnheiten angeödet sein. Sie wird einen anderen finden, jemanden mit gleichen Interessen. Jemanden, der immer noch lebenslustig ist.

«Clint, ich verlasse dich», wird sie mir sagen. «Du bist nicht mehr der Mann, den ich einmal geheiratet habe. Es macht keinen

Spaß mehr mit dir. Alles, was dich interessiert, ist, zu Hause zu hocken und herumzujammern, dass nichts Vernünftiges im Fernsehen kommt.»

Auch meine Freunde werde ich verlieren, einen nach dem anderen. Ich werde zu den Menschen gehören, die man erst Monate nach ihrem Tod findet, weil sie jedem am Arsch vorbeigehen.

«Ich bemerkte, wie der Haufen Post vor seiner Tür immer größer wurde», wird jemand der Presse mitteilen. «Zuerst dachte ich, er sei im Urlaub, aber dann war da dieser fürchterliche Gestank und diese Fliegenplage, da habe ich die Polizei gerufen.»

Ich sehe mein Schicksal kommen, und was ich sehe, gefällt mir ganz und gar nicht. Ich muss mich ändern, aber wie? Ich kann jetzt nicht einfach zum Konzert-Fan mutieren oder zum Crowd-Surfing-Freak. Gäbe es eine Pille gegen meinen verfrühten Midlife-Bammel – ich würde sie nehmen. Leider haben die Pharmaunternehmen nicht genügend Medikamente entwickelt, um alle Risse in meiner Persönlichkeitsstruktur zu kitten.

* * *

Bevor ich mich versehe, ist schon wieder Montag. Ich gehe runter zum Zeitschriftenladen und schnappe mir ein Exemplar des *Independent*. Ich blättere mich hastig zu den Umweltseiten durch. Ich blättere vor und zurück. Der Artikel ist immer noch nicht erschienen. Ich schleudere die Zeitung zurück auf den Stapel und gehe, ohne etwas zu kaufen.

Ich stürme nach Hause, ich schäume vor Wut.

Wenn ich jetzt den Redakteur anrufe, vergeige ich es bestimmt, also checke ich zuerst mal meine E-Mails. Da ist die übliche Flut an Pressemitteilungen von *Lancet*, dem *BJM*, *Biomed Central*, *Nature* usw., aber keine Aufträge. Eine Demütigung. Meine Artikel werden nicht veröffentlicht. Die verantwortlichen Redakteure halten nichts von den Themenvorschlägen, die ich einschicke. Vielleicht bin ich nicht mehr gefragt. Vielleicht ist es an der Zeit, meinen verstaubten Lebenslauf hervorzukramen und einen richtigen Job zu suchen. So kann es jedenfalls nicht weitergehen.

Ich starre aus dem Fenster auf die Häuser gegenüber. Seit drei Jahren habe ich die gleiche Aussicht von meinem Fenster. Nur ich, allein zu Hause, in meinem Büro, ein Fernseher als einzige Gesellschaft. Ich greife zum Telefon und rufe beim *Independent* an. Der Anrufbeantworter des Redakteurs meldet sich.

«Hallo, Chris. Hier ist Clint Witchalls. Ich rufe nur an wegen dem Artikel, der heute im Umweltteil erscheinen sollte. Ich habe ihn nicht gesehen in der Zeitung und wollte nur wissen, ob er noch veröffentlicht wird … also wenn du ’ne Minute hast, ruf mich doch bitte an. Danke. Ciao.»

Ich weiß genau, dass er nicht zurückrufen wird. Wenn ich Glück habe, bekomme ich innerhalb von sechs Monaten ein Nichterscheinungs-Honorar. Ich lese meine E-Mails durch und suche eine interessante Pressemitteilung. Da ist eine über Leute, die ständig den Reiz des Neuen suchen und wie sie gefährdeter sind, Alkoholiker zu werden. Ich frage mich, was dann mit Leuten ist, die das Neue nicht reizt. Welchen Gefahren sind sie wohl ausgesetzt?

Ich schalte den Fernseher ein. Vielleicht fühle ich mich mit etwas Geräuschkulisse ein bisschen weniger einsam, weniger von der Außenwelt abgeschnitten.

«Wählen Sie einfach die Nummer, und schon gehört es Ihnen», sagt ein Mann in einem silbernen Lamé-Anzug. «Das ist ein bezauberndes Schmuckstück zu einem atemberaubenden Preis. Praktisch geschenkt. Ja, geschenkt. Das ist ein lächerlicher Preis. Freunde, wenn ihr ein Geschenk für die tolle Frau in eurem Leben sucht …»

Ich schalte den Fernseher aus. Stille ist vielleicht besser.

Der Tag zieht sich so dahin. Ich verschicke ein halbes Dutzend Themenvorschläge, obwohl die Storys mich nicht interessieren. Krempel über die neuesten Schnelltests zur Eigenanwendung, um Dickdarmkrebs oder Weizenunverträglichkeit nachzuweisen. Ich habe keine Lust, über diesen Mist zu schreiben, aber ich muss Geld verdienen. Ich habe meinen Dispo-Kredit überzogen, und die Bank stellt mir jetzt £25 in Rechnung für jeden Tag, den ich überziehe. Gegen Ende des Tages sind vier meiner Themenvorschläge abgelehnt worden, die anderen beiden bleiben unbeantwortet.

Der Rest der Woche verläuft nach einem ähnlichen Strickmuster. Ich verschicke Themenvorschläge für Storys, die mich nicht interessieren, und diese werden kurz und bündig abgelehnt oder schlichtweg ignoriert. Die restliche Zeit sitze ich da und starre auf das Telefon, in der Hoffnung, dass es klingelt. Juliette, meine älteste Tochter, äußerte einmal ein gewisses Interesse, Journalistin zu werden. Die vierjährige Abby, meine Kleine, war entsetzt.

«Papas Job ist langweilig», protestierte sie.

«Nein, ist er nicht», sagte Juliette.

«Ist er doch. Er macht nichts anderes als tippen, interviewen, tippen, interviewen, tippen.»

Wenn es wenigstens so aufregend wäre. Die meiste Zeit starre ich geistesabwesend aus dem Fenster. Freitagmorgen, die Stille wird durch das Klingeln des Telefons unterbrochen. Ich springe fast aus meinem Sessel.

«Hallo?»

«Hallo, hier ist Jags», sagt ein Mann mit indischem Akzent. «Wie geht es Ihnen heute?»

«Wie bitte?»

«Ich rufe im Auftrag von YouMobile an …»

Ich knalle den Hörer auf.

Im Auftrag von YouMobile? Das ist wohl der Gipfel der Unverschämtheit, sich derart aufzudrängen und mir falsche Hoffnungen auf Arbeit zu machen.

Es ist Freitag, vier Uhr. Die Kinder sind alle von der Schule nach Hause gekommen. Ich muss nirgendwo mehr hinfahren, also mache ich eine Flasche Shiraz auf und schenke mir ein großes Glas ein. Vier Uhr ist zu früh. Normalerweise mache ich erst gegen fünf eine Flasche auf, wenn ich anfange, Abendessen zu kochen. Als Sam nach Hause kommt, habe ich die Flasche schon zu einem Drittel geleert. Ich will einfach nur die ganze Woche abhaken. Ich will in eine Rotwein-Leere versinken.

Wir verbringen den Abend vor dem Fernseher und schauen uns Comedy-Sendungen an. Ich muss kein einziges Mal lachen. Ich stehe auf und gehe in die Küche.

«Machst du gerade noch eine Flasche auf?», fragt Sam, als ich die zweite Flasche Wein entkorke.

«Ähm, ja», sage ich schuldbewusst.

«Ich will nichts mehr. Mir reicht's.»

Ich nehme einen tiefen Schluck aus dem Glas, damit Sam nicht glaubt, ich hätte mir noch ein großes Glas eingeschenkt. Es überfällt mich ein schreckliches Déjà-vu-Erlebnis. Genau das hat mein Vater in seinen Alkoholiker-Zeiten gemacht. Er schenkte sich ein halbes Glas Gin ein, dazu einen Spritzer Tonic, und schüttete es in einem Zug hinunter. Dann schenkte er sich einen Gin Tonic ein (der etwas weniger Alkohol hat, da meine Mutter seine Drinks immer probierte, um zu sehen, wie stark die Mischung war) und ging damit ins Wohnzimmer.

Ich erzähle Sam von meiner tristen Woche, meinen Ängsten, dass ich meine Begabung verloren habe, dass ich außerstande bin, weiter zu schreiben. Dann schimpfe ich über Teleshop-Verkäufer. Sam starrt teilnahmslos auf die Mattscheibe, schaut hin und wieder zu mir und nickt.

«Findest du mich langweilig?», frage ich.

«Was?»

«Du gähnst immer, wenn ich mit dir rede. Bin ich langweilig?»

«Ich gähne überhaupt nicht immer. Ich bin einfach nur müde», seufzt sie. «Es ist Freitagabend. Ich habe eine hektische Woche hinter mir, und es ist Mitternacht. Tut mir leid wegen dem Gähnen. Okay?»

Eine Zeit lang sitzen wir schweigend da, dann sagt Sam: «Ich geh ins Bett. Kommst du?»

«In einer Minute.»

Ich kauere in Embryonalstellung auf dem Sofa und denke darüber nach, wie langweilig ich bin. Nicht nur Sam gähnt, wenn ich etwas erzähle, sondern jeder. Ich bin öde. Und was noch schlimmer ist, in meinem Leben passiert nichts, was erzählenswert wäre. Ich schlafe auf dem Sofa ein, versunken in Selbstmitleid.

Ich wache auf, als Sam an meiner Schulter rüttelt.

«Warum hast du letzte Nacht hier unten geschlafen?»

«Ich weiß nicht, ich muss weggedöst sein.»

«Gehst du zum Tai-Chi?»

«Es hat sich erledigt mit Tai-Chi.»

«Okay, ich gehe joggen.»

Es hört sich an wie eine Anklage. *Wenn du vor Selbstmitleid zerfließen willst, meinetwegen, aber erwarte bloß nicht von mir, dass ich für dich da bin. Ich habe mein eigenes Leben, mit dem ich klarkommen muss.*

Am Montag wird sich alles ändern, mache ich mir selbst Mut. Ich werde mit Testosteron vollgepumpt sein. Ich werde ein anderer Mensch sein.

* * *

Montagmorgen, ich steige am Bahnhof in Brixton in den Zug. Eine Frau Anfang zwanzig setzt sich neben mich und fängt an, in ihrer Tasche herumzuwühlen. Der Zug verlässt den Bahnhof. Die Frau wühlt weiter herum. Ihre Tasche ist ziemlich groß, und ihre Herumwühlerei nimmt größere Ausmaße an. Sie stößt mich ein paar Mal an bei ihrer verzweifelten Suche nach was auch immer. Ich überlege mir, den Platz zu wechseln, aber der Wagen ist voll, und es gibt kaum Stehplätze. Die Frau fängt an, ihre Manteltaschen zu durchstöbern. Sie zieht ihren lila Regenmantel aus und durchsucht jede Tasche. Dann steckt sie den Regenmantel in ihre Tasche und durchsucht ihre Hosentaschen. Egal was sie sucht, es muss dringend sein. Tranquilizer vielleicht. Ich spüre, wie mir langsam die Zornesröte ins Gesicht steigt.

Schließlich findet sie, wonach sie sucht: Kaugummis. Sie steckt einen in den Mund und das Päckchen wieder in die Hosentasche. Sie kaut den Kaugummi mit offenem Mund und wühlt weiter in ihrer Tasche. Wonach sucht sie jetzt? Raschel raschel, mampf mampf. Ich würde sie am liebsten mit einem Thorazin-Pfeil abschießen. Es kostet mich so viel Überwindung, sie nicht anzuschreien, dass es mich nicht wundern würde, wenn ich ein Aneurysma hätte.

Als ich in die Royal-Free-Klinik komme, erzähle ich Helen von meiner Zugfahrt. Eigentlich eher als Anekdote gedacht zum Thema «Die Tücken des Stadtlebens», aber Helen vermerkt es in meiner Akte unter der Rubrik «Negative Reaktionen». Dann reicht sie mir einen Plastikbecher, mit der Bitte, eine Probe abzugeben. Ich kenne das Prozedere. Ich gehe in den Privatraum und schließe die Tür hinter mir ab. Ich ignoriere den metallenen Aktenschrank zu meiner Rechten und gehe zur Toilette. Ich spritze in den Plastikbecher und verschließe ihn mit dem Deckel. Dann stecke ich den Becher in den gepolsterten Umschlag. Mein Gesicht ist immer noch leicht gerötet vom Masturbieren und meine Erektion noch nicht vollständig zurückgegangen.

Ich ziehe die Lampenschnur, aber das Licht bleibt an. Seltsam. Ich ziehe noch einmal. Wieder nichts. Ich bin immer noch damit beschäftigt, herauszufinden, wie das Licht ausgeht, als ein Heer von Krankenschwestern in die Klozelle stürmt.

«Haben Sie den Alarm ausgelöst?»

Jetzt wird mir mein Fehler klar. Es ist mir leicht peinlich, aber es wäre mir wesentlich peinlicher gewesen, wenn ich die Schnur beim Hineingehen in die Klozelle gezogen hätte. Sie hätten mich in flagranti erwischt.

Ich gehe zurück in Helens Büro und überreiche ihr verlegen mein Ejakulat.

«Okay, dann gebe ich Ihnen jetzt Ihre Spritze», sagt Helen. «Ich habe die Flüssigkeit erwärmt, damit sie etwas leichter reingeht.»

Aber sie geht nicht leichter rein. Es tut immer noch höllisch weh. Derartige Schmerzen hatte ich das letzte Mal, als ich «sechs mit dem Rohrstock» überzogen bekam, weil ich meine Hausaufgaben in Geschichte nicht rechtzeitig abgegeben hatte. Und das war vor mehr als zwanzig Jahren. Aber dieser Schmerz ist erträglicher, einfach weil ich weiß, dass er nicht umsonst ist. In ein oder zwei Tagen bin ich Hulk mit einem Ständer.

Zurück im Leben

Dezember 2004

Ein-und-dreißig, zwei-und-dreißig, drei-und-dreißig … das Telefon klingelt, bevor ich mit meinen Crunches-Übungen fertig bin. Es ist Liams Schule, mit der Nachricht, dass er einen «kleinen Unfall» hatte. Ob ich kommen und ihn abholen könne. Er sei gestürzt und ziemlich außer sich.

«Klar, ich bin in 10 Minuten da», stöhne ich ins Telefon, als wäre ich mit einer Telefonsex-Nummer verbunden.

20 Minuten später stehe ich im Sekretariat der Schule. Liams Gesicht ist schmerzverzerrt.

«Er ist auf dem Spielplatz hingefallen», berichtet mir eine der Sekretärinnen. «Er wurde im Erste-Hilfe-Raum untersucht. Die sagen, es sei nichts Ernstes, nur eine verstauchte Schulter.»

Ich ziehe Liams Hemd leicht nach unten. Er beißt die Zähne zusammen. Meiner Meinung nach ist es ziemlich offensichtlich, dass sein Schlüsselbein gebrochen ist. Der zersplitterte Knochen bohrt sich fast durch seine Haut.

Wir gehen zum Auto, das ich beim Sainsbury-Supermarkt geparkt habe. (In London kann man sein Auto nur noch auf Supermarktparkplätzen parken. Ansonsten herrscht in der ganzen Stadt entweder Parkverbot, oder die Parkplätze sind für Anwohner reserviert.) Ich schließe den Gurt um Liams Bauch und ziehe den oberen Teil hinter seinem Rücken durch. Das ist zugegebenermaßen nicht gerade die sicherste Art, ein Kind anzuschnallen, aber wegen seines gebrochenen Schlüsselbeins das Beste, was ich für ihn tun kann.

Als ich vom Parkplatz fahre, bemerke ich, wie ein weißer Transporter aus der Ladezone fährt. Der Fahrer des Transporters ignoriert das «Vorfahrt achten»-Schild und fährt mir voll in die Seite. Glücklicherweise knallt der Transporter in die hintere Tür der Beifahrerseite und nicht in die vordere, wo Liam sitzt. Dennoch hat der Aufprall genug Wucht, um das ganze Auto seitlich auf den Bürgersteig zu schieben.

Liam greift mit schmerzverzerrtem Gesicht nach seiner Schulter. Ich springe mit geballten Fäusten aus dem Auto. Was macht dieser Idiot? Will er uns umbringen? Der Fahrer des Transporters steigt aus und inspiziert den Schaden.

«Nichts passiert», sagt er, und schaut dabei auf mein Auto.

«Scheiße nochmal, und ob was passiert ist», sage ich und zeige auf die neue Delle in meinem Auto.

Obwohl der Fahrer des Transporters ein kräftiger Typ ist, der aussieht, als arbeite er auf dem Bau, und vor ihm nur ein dürrer Kerl mit Brille und zarten Händen steht, fängt er gar nicht erst zu streiten an. Er hat wohl erkannt, dass mein Testosteronspiegel gefährlich hoch ist. Die pure Gewaltbereitschaft blitzt aus meinen Augen.

«Ich denke, wir sollten unsere Versicherungsnummern austauschen», sagt der Fahrer, während er sich in sein Fahrzeug rettet. Mir fällt auf, dass seine Hände zittern, als er seine Angaben auf ein Stück Pappe schreibt.

Beim Losfahren höre ich das Geräusch von schleifendem Metall am Reifen.

«Scheiße!» Ich hämmere dreimal mit der Faust aufs Lenkrad. So langsam fühle ich mich verarscht. Was kann denn noch alles schiefgehen?

* * *

Die Wirkung von Testosteron ist nicht wie bei einer Droge. Kein plötzlicher Wahn, keine Kiefersperre, verengte Pupillen, kein kalter Schweiß, keine Schlaflosigkeit oder Magenkrämpfe. Die Wirkung ist längst nicht so offensichtlich wie bei Speed oder Kokain, aber dennoch nicht weniger stark. Sie fällt mir hauptsächlich im Nachhinein auf. Letzte Woche hätte ich mich noch beim Fahrer des Transporters dafür entschuldigt, dass er mein Auto gerammt hat. Über Liams gebrochenes Schlüsselbein wäre ich besorgt und nicht wütend gewesen. Ich hätte mir Gedanken um Liam gemacht, und nicht um die Nachlässigkeit seiner Schule. Statt aus dem Auto zu springen und über den Fahrer herzufallen, wäre ich bei Liam geblieben, um zu sehen, ob ihm auch nichts passiert ist. Doch in diesem Moment wollte ich nichts anderes als Rache, sofort und gnadenlos. Glücklicherweise verfüge ich doch noch über ein Minimum an Selbstkontrolle, aber das hängt an einem seidenen Faden. Hätte der Fahrer des Transporters meine Aggression erwidert oder insistiert, es sei kein Schaden entstanden, dann wäre das Ganze wahrscheinlich ziemlich hässlich ausgegangen.

Einige Studien haben ergeben, dass kastrierte Männer im Schnitt länger leben als nicht kastrierte. Gut möglich, dass diese Langlebigkeit daher kommt, dass der Testosteronmangel diese Männer weniger anfällig für Prostatakrebs oder Herzkranzgefäßerkrankungen macht, aber ich denke eher, dass Männer mit niedrigerem Testosteronspiegel ganz einfach weniger Risiken eingehen. Trotzdem glaube ich, dass es ein schlechter Tausch wäre, seine Eier gegen ein paar Jahre und einen schönen Sopran einzutauschen. Gerne würde ich auf ein paar Jahre verzichten, um mich so lebendig zu fühlen wie im Augenblick. Und auch wenn ich jetzt viel schneller in Rage gerate als früher, hat dieses Gefühl nichts mit jener Gereiztheit zu tun, die ich empfunden habe, als ich auf eine Midlife-Crisis zusteuerte. Die Wut, die ich jetzt fühle, ist weitaus gewaltiger. Es ist eine Wut, die brüllt: Hör mir zu, ich bin am Leben!

* * *

«Hm, sieht nach einem Bruch aus», sagt die Schwester, als sie Liams Schulter untersucht.

Trotzdem sitzen wir noch weitere drei Stunden im King's-College-Krankenhaus wartend herum, bevor wir endlich gehen können. Erst warten wir auf den Arzt, dann aufs Röntgen und schließlich auf die Röntgenergebnisse. Die meiste Wartezeit verbringe ich mit ungeduldigem Auf- und Abgehen. Am liebsten würde ich zu dem Arzt gehen, der bereits seit einer halben Stunde auf den Bildschirm seines Computers starrt, um ihm zu sagen: «Hören Sie, könnten Sie sich mal von Ihrer Patience losreißen, um nach meinem Sohn zu sehen? Er braucht Schmerzmittel, und zwar sofort.»

Es herrscht keinerlei Eile in dieser Unfall- und Notaufnahme. Das hier hat nichts mit *Emergency Room* zu tun, das hier erinnert vielmehr an Absurdes Theater, nur, dass wir hier nicht auf Godot, sondern auf Dr. Goswami warten.

Ich fühle mich wie ein Städter, der in ein Dorf kommt und feststellen muss, dass alles hier ein paar Takte langsamer läuft. Mir geht es wie dem Typ an der Verkaufstheke, der auf die Klingel einhämmert und sich wundert, wo zum Teufel der Verkäufer bleibt. Es ist unmöglich, still dazusitzen, wenn man so mit Testosteron vollgepumpt ist wie ich, da muss alles schnell laufen. Man hat ständig das Gefühl, das Leben zieht an einem vorbei und man verpasst es. Diese Leute hier stehlen mir Minuten, nein, Stunden, meines Lebens. Und mein Sohn leidet immer noch unter Schmerzen.

Endlich bestätigen die Ärzte, dass Liams Schlüsselbein gebrochen ist. Ich schäume vor Wut darüber, dass man in Liams Schule den

Bruch nicht bemerkt hatte. Mir war sofort klar, dass sein Schlüsselbein gebrochen ist. Das Röntgenbild bestätigte lediglich, wie ernst die Verletzung war. Der Arzt legt Liams Arm in eine Schlinge, und wir können endlich gehen.

Ich spüre das Verlangen, zu Liams Schule zu fahren und eine Entschuldigung zu fordern. Sein Schlüsselbein durchbohrt fast seine Haut, und die sprechen von einer leichten Verstauchung! Aber ich beherrsche mich und fahre nach Hause. Dort kümmere ich mich um Liam, schalte seinen Lieblingssender ein und breite meine Gymnastikmatte aus … vier-und-dreißig, fünf-und-dreißig, sechs-und-dreißig.

* * *

Drei Wochen später erhalte ich von der Schule eine Entschuldigung, und die Aufträge flattern wieder ins Haus.

Ein Buch wird mir per Post zugeschickt: *Die Abs-Diät* von David Zinczenko. Ich rezensiere viele Diätbücher und interviewe eine Menge Ernährungsgurus. Die meisten dieser Bücher werden von Männern geschrieben und sind an Frauen gerichtet. Dieses Buch jedoch ist an Männer gerichtet und enthält ein Trainingsprogramm. Das Buch erinnert ein wenig an die Zeitschrift *Men's Health*. Und tatsächlich finde ich heraus, dass Zinczenko Chefredakteur besagter Zeitschrift in New York ist.

Der Redakteurin für Gesundheit beim *Independent* setze ich folgenden Floh ins Ohr: Ich werde diese Diät ausprobieren und berichten, ob sie funktioniert. Sie findet es toll, dass es eine Diät für Männer gibt, aber ich interessiere mich viel mehr für den Trainingsplan. Ich habe mich zum totalen Workout-Freak entwickelt. Vor einiger Zeit habe ich mit Krav Maga (einer Selbstverteidigungsart, die in Israel den Sondereinheiten beigebracht wird) und Kickboxen begonnen.

Doch trotz all meiner Mühen werde ich die kleinen Speckrollen am Bauch nicht los. Vielleicht schafft es ja die Abs-Diät.

Solange ich denken kann, trage ich dieses bisschen Bauchfett mit mir herum. Das liegt bei uns in der Familie. Wir sind alle schlank, aber haben einen kleinen Hängebauch. Wenn wir an Gewicht zunehmen, dann gehen unsere Bäuche auf wie Dampfnudeln, Arme und Beine hingegen bleiben spindeldürr. Das sieht nicht gerade toll aus. Im Laufe der letzten Jahre war mein Bauch immer mal wieder dicker und dünner, aber niemals richtig weg. Mein Bauch ist der Körperteil, den ich am wenigsten mag. Ein einziges Mal nur habe ich tatsächlich meinen gesamten Bauchspeck verloren, und das war während eines zweijährigen Aufenthalts in Israel, wo ich mich vor den südafrikanischen Streitkräften versteckte. (Da war ich Anfang zwanzig.) Doch als ich dann in London ankam, bildete sich sogleich ein kleiner, aber sichtbarer Ring um meinen Bauch, und er verschwand nie mehr. Nun nehme ich mir vor, die Sache endgültig in Angriff zu nehmen, solange mich das Testosteron noch in Schwung hält.

Bei Diäten bin ich jedoch generell misstrauisch. Ich finde, Diäten sind immer ein wenig Effekthascherei. Die einen mahnen, man solle Kohlenhydrate meiden, weil diese einen sogleich wieder hungrig machten (die Atkins-Diät). Andere fordern, man solle ausschließlich Nahrungsmittel einer Geschmacksrichtung zu sich nehmen, da der Körper bei verschiedenen Geschmacksrichtungen immer mehr wolle (die Flavour-Point-Diät). Und wieder andere postulieren den Verzehr von Nahrungsmitteln mit niedrigem glykämischen Index, da diese den Blutzuckerspiegel nicht so schnell ansteigen lassen und sich somit ein erneutes Hungergefühl erst viel später wieder einstellt (die Glyx-Diät). Bei den meisten Diäten geht es um ein Hungergefühl, das vermieden werden soll. Dabei glaube ich, dass Hunger in Wirklichkeit gar keine Rolle spielt. Ich glaube, dass dicke

Menschen nicht deshalb dick sind, weil sie ständig Hunger haben, sondern weil sie unglücklich sind. Logischerweise werden sie noch unglücklicher, je mehr sich die Pfunde an ihrem Körper anhäufen, aber das Unglücklichsein kommt vor dem Dicksein. Und psychische Probleme kann man leider nicht einfach wegessen, das funktioniert eben nicht.

Wenn ich mich überfresse, dann liegt das selten daran, dass ich großen Hunger habe, sondern meistens bin ich traurig, frustriert oder einfach gelangweilt. Dennoch hoffe ich, dass die Trainingsübungen der Abs-Diät jeglichem Überfressen entgegenwirken werden. Denn seit meiner letzten Testosteronspritze verspüre ich einen unbändigen Appetit auf alles: Essen, Sex, Bewegung und Aufregung.

* * *

Ich treffe David Zinczenko im Soho-Hotel. Dave Zee (so wird er von den Leuten für Öffentlichkeitsarbeit genannt) ist groß, adrett und gutaussehend. Zuerst einmal checke ich, ob er eventuell unter seinem teuren Anzug eine Wampe versteckt, aber dem ist nicht so. An diesem Mann ist keinerlei Fett zu entdecken, aber vielleicht haben seine PR-Leute ihn ja dazu verdonnert, alle Fettreste im Fitnessstudio abzuschwitzen, bevor sie ihn der Presse auslieferten.

Zinczenko nimmt mir den Wind aus den Segeln für alle Einwände, die ich eventuell gegen seine Diät vorbringen könnte. Noch bevor ich ihm sagen kann, dass es meiner Meinung nach oberflächlich und narzisstisch sei, sich einen Waschbrettbauch anzutrainieren (auch wenn ich mich gerade selbst damit quäle), erzählt er mir bereits, dass eine schlanke Taille den größten positiven Effekt auf das allgemeine körperliche Wohlbefinden habe, weil überflüssiges Fett sich immer zuerst am Bauch ansammle. Er spricht davon, wie wichtig eine starke Muskulatur im Taillenbereich sei, um Schmerzen im unteren Rücken zu vermeiden, und erzählt, wie sehr ein schlanker Oberkörper das Sexualleben verbessern kann. Offensichtlich hat er seinen Auftritt gut einstudiert, und wahrscheinlich wird er noch mit jedem Interview besser.

Eigentlich wollte ich ihm sagen, dass seine Diät gerade mal gut genug für einen Artikel in der Zeitschrift *Men's Health* wäre, ansonsten aber kein ernstzunehmendes Konzept hätte. Ich wollte ihm sagen, dass seine Diät lediglich die neuesten Erkenntnisse der Forschung über Ernährung und Fitness nachplappere und diese dann einfach mit einem reißerischen Akronym verkaufe: die Abs-Diät. Ich wollte ihm auch sagen, dass es nur wenig wissenschaftliche Beweise dafür gibt, dass eine Ernährung mit niedrigem Blutzuckergehalt tatsächlich zu einem Gewichtsverlust führt. Tatsächlich aber behalte ich all meine Einwände für mich. Als Chefredakteur der weltweit bekanntesten Männerzeitschrift weiß Zinczenko mit Journalisten umzugehen. Er spricht mit leichtem Akzent, was den Anschein erweckt, er spräche langsam. Ich komme jedoch kaum dazu, ihn zu unterbrechen, und er hält seinen Monolog ohne Punkt und Komma.

Gegen Ende des Interviews gelingt es mir endlich einmal, das Wort zu ergreifen, und ich erzähle ihm, dass ich die Diät gerade selbst teste und dass ich persönlich den Trainingsteil am besten fände. Ich berichte von der Studie über das Verhütungsmittel für den Mann und davon, wie die Hormone in mir einen Drang zu körperlicher Ertüchtigung auslösten.

«Dann ist dies ein wirklich guter Zeitpunkt für meine Übungen», sagt Zinczenko. «Testosteron spielt beim Muskelaufbau eine große Rolle … Wie alt sind Sie?»

Ich sage ihm, ich sei 39.

«Für Menschen über 40 ist es weitaus schwieriger, Muskeln aufzubauen», sagt er und schaut auf seine Uhr.

«Tut mir leid, ich muss jetzt gehen», sagt Dave Zee. «War toll, mit Ihnen zu reden.»

Wir schütteln uns zum Abschied die Hand, und er gibt mir seine Karte.

«Wäre toll, wenn Sie für *Men's Health* einen Beitrag über Ihre Erfahrungen mit der Verhütungsmethode für Männer schreiben könnten. Schicken Sie mir doch mal eine E-Mail.»

Dieser Schweinehund! Jetzt muss ich eine glänzende Rezension über sein Buch schreiben, oder mir geht dieser Auftrag durch die Lappen. Der Typ ist echt gut!

Ich bahne mir meinen Weg durch die Menge von Paparazzi und Teenies, die sich vor dem Eingang des Hotels versammelt haben. Verärgert über meine mangelnde Seriosität, stecke ich Dave Zees Karte in die Seitentasche meines Anzugs.

* * *

Am gleichen Tag gehe ich abends zum Krav-Maga-Training, um etwas überschüssige Energie loszuwerden. Es gibt zwei Sorten Schüler bei Krav Maga: Da sind einmal die Profis, die den Schwarzen Gürtel in mindestens einer anderen Kampfsportart haben, und dann gibt es die Amateure, die sich einfach ein wenig bewegen wollen und hoffen, dabei ein paar Tricks der Selbstverteidigung zu lernen. Und dann bin da natürlich noch ich, ein Testosteron-Junkie auf der Suche nach ein bisschen Action.

Heute Abend ist der Pfau mein Partner. Der Pfau ist Wing-Chun-Lehrer. Er ist gut gebaut, was er gerne in engen T-Shirts zur Schau trägt. Er verbringt ziemlich viel Zeit vor der Spiegelwand, um sich darin selbst zu bewundern.

«Zu zweit aufstellen zum Sparringskampf», sagt der Lehrer. Ich bin so abgelenkt vom Anblick der Mädchen in engen Lycraanzügen, die sich im angrenzenden Studio gerade in Vierfüßlerstellung begeben, dass ich es versäume, mir einen anständigen Partner zu suchen.

«Wollen wir beide?», fragt der Pfau.

Niemand mag den Pfau als Sparringspartner, denn er geht viel zu hart ran.

Der Pfau und ich berühren uns leicht mit den Handschuhen, dann gehen wir in Stellung, Zehenspitzen an Zehenspitzen. Ich versuche, seine Verteidigung zu durchbrechen, aber Win Chu hat ein paar tolle Abwehrbewegungen. Der Pfau wehrt all meine Angriffsschläge ab, klemmt mir die Arme ein und hämmert dann mit einer Folge von Schlägen auf meinen Kopf ein. Ich stolpere ein paar Schritte rückwärts und versuche, aus etwas mehr Entfernung eine Lücke in seiner Abwehr zu entdecken. Die einzige Lücke, die ich entdecken kann, ist sein Standbein, also attackiere ich dieses mit ein paar aufeinanderfolgenden Muay-Thai-Fußtritten. Der Pfau kapiert sofort mein Vorhaben und reagiert, indem er sein Standbein zurückzieht, um es mir dann in den Oberkörper zu rammen. Ich nehme meine Deckung nach unten und versuche, meinen Oberkörper zu schützen. Sobald mein Gesicht ohne Deckung ist, drischt er drauflos: bumm, bumm, bumm. Mein Kopf knallt wie ein Speedball beim Boxtraining vor und zurück.

Ich hebe meine Hand, um eine Auszeit zu signalisieren. Ein Schlag auf die Nase hat meine Augen zum Tränen gebracht, und ich kann nichts mehr sehen.

«Wir sind noch nicht fertig», sagt der Pfau und hämmert weiter auf meinen Kopf ein.

Da bemerke ich endlich, dass es doch einen Körperteil ohne Deckung gibt: seine Arme. Ich simuliere einen Schlag auf seinen Kopf und knalle ihm dann mit voller Wucht meine Faust in den Bizeps. Wird dieser Schlag richtig ausgeführt, dann verkrampfen sich die Muskeln so, dass der Arm vorübergehend gelähmt ist. Doch der

Pfau drischt immer noch auf mich ein. Ich jage ihm meine Faust mehrmals in den Arm. Er möchte seine Arme zurückziehen, aber es gelingt ihm nicht. Es ist die einzige Kampfstellung, die er drauf hat: den angreifenden Arm ausstrecken und darauf warten, dass jemand versucht, seine Abwehr zu durchbrechen. Endlich lässt er seine Arme seitlich hängen, und ich gehe mit ein paar gutplatzierten rechten Haken rein.

«Sachte!», sagt der Lehrer. «Vergessen Sie nicht, dass dies nur ein Sparringskampf ist. Ich möchte hier keine harten Schläge sehen.»

* * *

«Was ist bloß in dich gefahren?», fragt Sam, als ich im Flur nach ihr grabsche.

«Lass uns nach oben gehen.»

«Später», sagt Sam, und schiebt mich zur Seite. «Die Kinder sind noch wach.»

Ich öffne den Kühlschrank. Obwohl ich vor dem Training zu Abend gegessen hatte, sterbe ich fast vor Hunger. Im Kühlschrank finde ich ein Rumpsteak, das Verfallsdatum ist vor ein paar Tagen abgelaufen. Ich schnuppere an dem Fleisch, es scheint in Ordnung. Ich hau mir das Steak in die Pfanne und brate es auf beiden Seiten zwei Minuten. Das Blut rinnt auf den Teller, als ich das Fleisch mit einem scharfen Messer schneide. Ich verschlinge es im Stehen, dabei hole ich beim Essen kaum Luft.

* * *

Zinczenko behält recht: Trotz meines unbändigen Appetits verliere ich an Gewicht. Mein überflüssiges Fett verwandelt sich tatsächlich in Muskelmasse. Zum ersten Mal seit Jahrzehnten sind meine

Speckröllchen verschwunden, und mein Bauch ist flach. Ich hatte zwar schon versucht, mich an die Abs-Diät zu halten, aber mein Gewichtsverlust ist wahrscheinlich ausschließlich auf das körperliche Training zurückzuführen. Doch genau das ist ja einer der Grundgedanken der Abs-Diät: Beim Muskelaufbau werden Kalorien verbrannt, also trainiert man den Muskel, um dabei weitere Kalorien zu verbrennen.

Das Telefon klingelt. Es ist die Bildredaktion vom *Independent*, um mich daran zu erinnern, dass heute Nachmittag ein Fotograf vorbeikommt, um ein paar Aufnahmen zu machen.

«An was für Fotos hatten Sie denn gedacht?»

«Wie wäre es mit ein paar Aufnahmen von Ihnen mit freiem Oberkörper?»

«Lieber nicht, ehrlich gesagt. Na ja, ich habe zwar ziemlich abgenommen, aber ich bin doch kein Model.»

«Ja, aber es wäre ganz schön, wenn man sehen könnte, dass Sie abgenommen haben.»

«Lieber nicht, wirklich.»

«Schade, aber gut.»

Nachdem unser Gespräch beendet ist, fange ich schnell mit dem Aufräumen an und fülle allein im Esszimmer vier Mülltüten. Wo kommt all dieser Kram nur her? Zehn Minuten später steht Jonathan vor der Tür, der Fotograf. Ich dränge ihn am Wohnzimmer vorbei, für das ich keine Zeit gehabt habe.

«Sind die Lichtverhältnisse in diesem Zimmer gut?», frage ich.

«Ja, sieht gut aus», sagt er und stellt seine schweren Taschen auf dem Esstisch ab.

Er macht Aufnahmen von mir, wie ich versuche, das Abs-Diätbuch zu essen. Er macht Aufnahmen vom Abs-Diätbuch auf einem Teller sowie einige Aufnahmen von mir, wie ich vor einem Haufen Abs-Diät-Essen sitze: Erdnussbutter, Mandeln, Parmesankäse.

«Der Bildredakteur sagte mir, Sie hätten nichts gegen Bilder mit nacktem Oberkörper einzuwenden.»

«Was? Ich habe ihm genau das Gegenteil gesagt.»

«Oh.»

«Na ja, ich bin schon mit meiner Figur zufrieden, aber ein Pin-up für *Men's Health* bin ich nicht gerade.»

«Ach was», sagt Jonathan. «Sie sind doch ganz gut in Form.»

Ich bin wirklich erbärmlich. Mein Selbstbewusstsein ist so gering, dass ein einziges Kompliment mich schon zum Umfallen bringt. Keine fünf Minuten später stehe ich auch schon mit freiem Oberkörper im Garten hinter dem Haus. Es ist schweinekalt, und ich habe eine Gänsehaut. Ich blicke an mir herunter und bemerke, dass meine Brusthaare ergrauen. Ich blicke auf den kleinen, weißen Haarbüschel auf meinem Bauch. (Den Kindern erzähle ich immer, das sei eine Verbrennung von einer Phosphorgranate … *nein, echt, Papa, was ist das?*). Ich mag meinen Körper nicht wirklich, und ganz sicher möchte ich ihn nicht der ganzen Welt zeigen. Ich bin froh darüber, dass ich so viel abgenommen habe, und ich freue mich über meinen flachen Bauch, aber ich bereue es schon jetzt, für diese Fotos posiert zu haben.

Ich befolge Jonathans Anweisungen: Mal halte ich das Buch vor meinen Bauch, meine Brust und dann vor mein Gesicht, aber es ist einfach nicht groß genug, um all meine Makel zu verdecken.

«Welches sieht Ihrer Meinung nach am wenigsten obszön aus?», fragt Jonathan, als er die Fotos auf dem Display durchklickt. «Das, auf dem Ihre Brustwarzen zu sehen sind, oder das, wo die Brustwarzen vom Buch verdeckt werden?»

«Das ohne Brustwarzen.»

Er nickt zustimmend.

Wenn die in der Bildredaktion sehen, wie scheiße ich ohne T-Shirt aussehe, werden sie sicher das Foto nehmen, auf dem ich versuche, das Buch zu essen. Das Foto ist zwar ein wenig geschmacklos, aber immer noch besser als ein Foto von einem 39-jährigen Mann mit nacktem Oberkörper, der sich irgendwo in Brixton in einem heruntergekommenen Garten die Brustwarzen abfriert. Jedenfalls bete ich, dass man das in der Bildredaktion so sehen wird.

* * *

Als ich vor Jahren mit dem Schreiben anfing, las ich zunächst alles, was von mir veröffentlicht wurde. Es interessierte mich, zu sehen, wie die Redaktion meine Texte ansprechender und besser lesbar gemacht hatte. Wie weit waren sie in der Redaktion von meinem Ursprungstext abgewichen? Bei manchen Publikationen waren die Abweichungen enorm, wie zum Beispiel beim *Economist* und der *Newsweek*. Bei Einlageblättern gab es gewöhnlich kaum Änderungen. Zunächst lernte ich dabei, meine Sätze besser zu strukturieren und dichter zu schreiben, und als ich den Trick dann raus hatte, wurden meine Texte immer weniger verändert, was natürlich mein Selbstvertrauen stärkte. Als ich das letzte Mal einen meiner Texte nach Änderungen durchsuchte, hatte der Redakteur einen Satz folgendermaßen umgeschrieben: «... und wie die Zapatistas sagen, basta! Genug!» wurde zu «... und wie die Zapatistas sagen, genug ist genug!» Damals verlor ich meinen Glauben an Textbearbeitung und hörte damit auf, meine eigenen Publikationen zu lesen. Heute bin ich schon zufrieden, wenn mein Beitrag gedruckt wird, denn das bedeutet, dass ich (manchmal) bezahlt werde. Ich schaue nur dann nach meinen Artikeln, wenn sie mit Foto erscheinen, denn ich bin ein Mensch mit einer «seltsamen Mischung aus Eitelkeit und Selbstverachtung», wie Gordon Ramsey es nennt.

Es ist Dienstag, und das heißt, mein Artikel über die Abs-Diät erscheint heute im *Independent*. Mit angehaltenem Atem blättere ich zur Sparte «Buchbesprechungen». Da ist es! Von allen Fotos mussten sie tatsächlich das auswählen, auf dem ich mir die Titten abfriere! Und um alles noch schlimmer zu machen, ist das Foto in Farbe und erstreckt sich über eine halbe Seite. Ich bete dafür, dass heute niemand den *Independent* liest, aber es ist ein Gebot der Höflichkeit, die PR-Leute darüber zu informieren, dass der Artikel gedruckt wurde.

Als ich später nach Hause komme, schicke ich Rachel, der zuständigen PR-Frau, eine E-Mail. Ich schreibe ihr, wie peinlich ich es fand, dieses Foto in der Zeitung zu sehen. Wenige Minuten später mailt sie zurück. Ich hatte fast erwartet, sie würde schreiben: *Sei nicht albern, das Foto ist in Ordung*. Doch da steht: *Ja wirklich, das ist ein ziemlich peinliches Foto … Ich fürchte, das wird dich noch eine ganze Weile verfolgen! Ich werde mir notieren, dass der Bildredaktion beim* Independent *nicht zu trauen ist.*

Später an diesem Morgen treffe ich im Wartezimmer beim Zahnarzt einen Freund. Ich sehe, wie er unter seinem Arm eine zusammengerollte Zeitung hält und breit grinst. Ich denke, *o nein*!

«Wie ich sehe, bist du heute in der Zeitung», sagt er.

«Du hast es gesehen?»

«Ja.» Er hält eine Ausgabe der *Metro* hoch.

Meine Gedanken sind so mit dem *Independent* beschäftigt, dass ich ganz vergessen habe, dass am gleichen Tag auch ein Artikel von mir in der *Metro* erscheint. Ich stoße einen langen, lauten Seufzer aus.

«Alles in Ordnung?», fragt er.

«Ja, alles in Ordnung. Es sind nur die Zahnschmerzen, weißt du.»

«Ah – ha.»

Als der Zahnarzt dann endlich die Injektionsnadel in mein Zahnfleisch sticht, fühle ich fast so etwas wie Erleichterung. Wenigstens bringt es mich auf andere Gedanken.

Mein Mund ist noch taub, und der Sabber läuft mir aus den

Mundwinkeln, als ich die Zahnarztpraxis verlasse. Mit dem fetten Wattebausch in meiner Backe sehe ich aus wie *Der Pate* mit Gesichtslähmung. Ich bin heute wirklich nicht in der Verfassung, jemanden zu treffen. Ich ziehe mir die Baseballmütze tief ins Gesicht und gehe mit gesenktem Blick nach Hause.

Den ganzen Tag über warte ich auf die erste gehässige E-Mail eines Freundes, aber es kommt nicht eine einzige. Ich hatte schon geglaubt, der Kelch sei an mir vorbeigegangen, als ich mir später bei Starbucks in der Clapham High Street einen Kaffee holen möchte und der Typ hinter der Theke zur Begrüßung eine Zeitung hochhält.

«Das bist du, oder?», fragt mein Freund aus Venezuela.

«Ja, das bin ich.»

Die anderen Kunden, die auf ihren Kaffee warten, schauen auf das Foto und dann zu mir. Ich sehe, wie sie spöttisch und mitleidig lächeln.

Das Warten auf meinen Kaffee scheint mir eine Ewigkeit zu dauern. Wieder dieses Lächeln, die Blicke wandern zwischen der Zeitung, die auf der Theke ausgebreitet ist, und mir hin und her. Ich würde am liebsten die Zeitung zuschlagen, aber ich habe das Gefühl, kein Recht dazu zu haben.

«Ein doppelter Cappuccino», sagt Carlos.

Ich nehme meinen Kaffee und mache mich vom Acker.

Am nächsten Morgen bringe ich meine Tochter zum Kindergarten. Anna, eine der Mütter der anderen Kinder, kommt strahlend auf mich zu. «Ich hab Sie gestern in der Zeitung gesehen. Ich hatte eine furchtbare Nacht hinter mir, als Mark mit der Zeitung nach Hause kam und meinte, das würde mich aufmuntern.» Ich greife mit den Händen an meinen Kopf, denn ich habe das Gefühl, er zerspringt. Eine andere Mutter kommt zu uns herüber, um zu sehen, was es mit all dem Gelächter auf sich hat. Anna klärt sie auf.

«Oh, das habe ich verpasst», sagt die andere Mutter.

«Kein Problem», sagt Anna. «Ich habe die Zeitung noch zu Hause. Ich kann sie morgen mitbringen.»

Wie der Teufel fahre ich nach Hause, reiße die Haustür auf und renne die Treppen rauf und runter, bis meine Lungen brennen. Immer noch außer Atem, reiße ich mir mein schweißnasses Hemd vom Leib. Ich strecke den Bauch raus, untersuche mich sorgfältig nach den ersten Anzeichen von schlaffer Brustmuskulatur, streiche mir die Haare aus dem Gesicht und betrachte meinen Haaransatz. Tatsächlich! Ich glaube, ich erkenne deutlich den Ansatz einer Glatze! Na toll! Endlich habe ich es geschafft, meine Speckröllchen loszuwerden, und schon kriege ich eine Glatze.

«Ich glaube, es war ein Fehler, darüber zu schreiben, wie ich mit der Abs-Diät abgenommen habe», sage ich später zu Sam.

«Aber du hast dich doch eisern an das Trainingsprogramm gehalten, Abend für Abend», sagt sie.

«Ja, aber ohne das Testosteron hätte ich vielleicht gar nicht abgenommen.»

«Natürlich hättest du trotzdem abgenommen. Du hast streng Diät gehalten und wie ein Besessener trainiert, da ist es doch nur logisch, Gewicht zu verlieren.»

«Aber ohne das Testosteron hätte ich vielleicht weder die Motivation noch die Energie gehabt, so hart zu trainieren.»

«Wirst du das Training weitermachen?»

«Ich weiß nicht. Ich bin nicht sicher, ob es mir wirklich gut tut. Ich habe das Gefühl, meine Körpermorphine durcheinanderzubringen. Je mehr ich trainiere, desto unzufriedener bin ich mit meinem Körper. Ich werde von Tag zu Tag selbstkritischer.»

«Meinst du nicht, du wirst langsam ein wenig zu besessen von der ganzen Sache?»

Ich streiche mir das Haar aus der Stirn und stelle mich vor Sam.

«Findest du, mein Haar wird dünner?»

«Mein Gott!», sagt Sam und schiebt mich zur Seite. «Du bist ja schlimmer als jede Frau!»

Ich weiß nicht, was los ist, aber dieser Kommentar verletzt mich mehr als gewöhnlich. Ich denke gerade über eine fiese Retourkutsche nach, als das Telefon klingelt.

«Brett ist dran», sagt Sam und reicht mir das Telefon.

Mein Bruder Brett lebt in Manchester. Ich kann mich gar nicht erinnern, wann ich ihn zuletzt gesehen habe, und wir haben seit ewigen Zeiten nicht mehr telefoniert. Wir quatschen lange, aber ich erwähne weder die klinische Studie noch meinen zunehmenden Narzissmus. Es ist auch schwierig, solche Details in ein Gespräch einzubringen, wenn man sich lange nicht gesprochen hat. Wir sprechen über Familie, Arbeit, und er erzählt mir von einer frechen Pythonschlange, die sich kürzlich bei jemandem aus der Toilette schlängelte und nun ihren ersten Auftritt im Fernsehen hatte (mein Bruder arbeitet für den Tierschutzverein).

«Komm uns doch mal wieder in London besuchen», sage ich, bevor ich auflege. Das meine ich ernst, und doch weiß ich, dass es sehr unwahrscheinlich ist. Wir sind alle sehr beschäftigt. Unsere Tage sind mit vielen unwichtigen Dingen gefüllt, wie zum Beispiel *Big Brother* anschauen, oder 100 Ausfallschrittübungen machen. Und ehe wir es uns versehen, sind weitere drei Monate vergangen.

«Was hat er gesagt?», fragt Sam, nachdem ich aufgelegt habe.

«Nichts. Du weißt schon, das Übliche.»

«Du hast *20 Minuten* lang mit ihm gesprochen. Er kann unmöglich *nichts* gesagt haben.»

Also erzähle ich ihr die Geschichte, die mich am meisten beeindruckt hat. Die Geschichte mit der Python, die Brett gerettet hat. Mehrere Leute hatten beim Tierschutzverein angerufen, um sich über eine Python zu beschweren, die immer mal wieder aus verschiedenen Toiletten ihren Kopf herausstreckte. Brett hielt sie zunächst alle für Spinner, doch als er schließlich der Sache nachging, fand er tatsächlich einen 2,5 Meter langen Python.

«Und Emma? Und die Kinder? Wie geht es ihnen?»

«Gut ... Oh, Hannah hat das Geschenk gefallen, das du ihr geschickt hast.»

«Aber du meinst, es sei wichtiger, mir von irgendeiner blöden Schlange zu erzählen. Das ist so was von typisch Mann!»

«Aber du hast doch gesagt, ich sei schlimmer als jede Frau.»

«Das auch.»

* * *

Das Interesse an der klinischen Studie über die «Pille für den Mann» wächst. Ich habe eine Einladung zu einer Radioshow erhalten, um dort über meine Erfahrung als menschliches Versuchskaninchen zu berichten. Ich bin etwas nervös, denn das ist mein erstes Interview in einem Studio. Der Radiosender schickt einen Wagen, der mich abholt, sobald ich die Kinder in der Schule abgesetzt habe. Aus irgendeinem unerklärlichen Grund habe ich einen Anzug angezogen. So sitze ich also in einer Limousine, die von einem Chauffeur gefahren wird, und lese die *Financial Times*. Warum nur nehmen alle Chauffeurunternehmen immer an, man wolle die *Financial Times* lesen? Ich versuche, die Schmetterlinge in meinem Bauch zu ignorieren.

Obwohl ich ziemlich nervös bin, fühle ich mich gleichzeitig sehr wichtig. Beim Sender in Shepard's Bush steige ich aus der Limousine und melde mich an der Rezeption an. Verstohlen checke ich die Empfangshalle nach irgendwelchen Berühmtheiten, aber ich entdecke niemanden. Schließlich führt mich jemand ins Studio nach oben. Im Aufzug machen wir den üblichen Smalltalk: «Hatten Sie eine angenehme Fahrt?» Was soll ich darauf antworten? *Nein.*

Wir hatten einen fürchterlichen Unfall, und ich musste mit dem Hubschrauber gerettet werden. Bitte verzeihen Sie das viele Blut.

«Wenn Sie jetzt bitte einfach hier warten würden», sagt die Assistentin und zeigt auf einen Stuhl vor dem Studio. «Wir werden Sie dann holen.»

Ich streiche meine Hosenbeine glatt und rücke meine Krawatte zurecht. Man könnte meinen, es würde mich gleich außer dem Moderator James O'Brian noch jemand sehen. Lieber Gott, hilf, dass ich niemals einen Fernsehauftritt erleben muss! Ich versuche gerade, meine Atmung unter Kontrolle zu bekommen, als ich ein Werbeposter für die O'Brian-Radioshow an der Wand entdecke. Da steht: «Das bringt sogar den Dalai Lama aus der Fassung.» Scheiße. Und ich dachte, ich käme zu einem harmlosen Interview mit einem angegrauten Moderator.

Aber O'Brian scheint nur halb so gefährlich, wie behauptet wird. Er ist blass, rothaarig und zweifellos ein schnoddriger, frecher Typ, aber er ist kein Jeremy Paxman.

«Glauben Sie nicht, dass es einen Grund gab, warum sich niemand für diesen Versuch gemeldet hat?», fragt mich O'Brian. «Das war eine Verschwörung der britischen Männer. Die wollten das ganze Unternehmen zum Scheitern bringen, damit sie niemals die Verantwortung der Empfängnisverhütung tragen müssten. Hat man Sie darüber nicht informiert? Und Sie haben jetzt alles versaut.»

Nach unserer Unterhaltung lädt O'Brian Zuhörer ein, im Studio anzurufen, um ihre Fragen zu stellen. Es ruft niemand an, aber ein paar Leute schicken ihre Fragen per E-Mail an den Sender. Plötzlich stolpert die Kabarettistin Sandy Toksvig ins Studio. Sie erzählt uns, dass sie sich einen Nerv eingeklemmt und man ihr diese starken Schmerzmittel verschrieben hat, von denen sie jetzt total benebelt sei. Vielleicht hatte sie bemerkt, dass wir in Anbetracht der ausbleibenden Telefonbeiträge auf Rettung warteten, denn eigentlich war sie mit ihrem Beitrag erst später dran. O'Brian erzählt den Zuhörern, wie total benebelt Toksvig aussehe. Nach der Show beugt er sich verschwörerisch zu mir herüber und sagt: «Sie sah echt zugedröhnt aus, oder?» Ich finde das zwar nicht, doch ich sage ja. Ich fand, sie sah total normal aus.

Ehe ich mich versehe, hat die Litanei ein Ende, und ich werde zum Wagen gebracht, der auf mich wartet. Der Chauffeur hat den Beitrag im Autoradio gehört. Er stellt mir ein paar Fragen zum Implantat und erzählt mir dann eine Geschichte, die den ganzen Weg vom Studio bis zu meiner Haustür dauert. Er beginnt: «Kürzlich fuhr ich Claire Rayner in meinem Wagen, und ich sagte zu ihr … ssssssssssssssssssssssssssssssssssssssssssssssssssssssssssssssssssssssssssssssssssssss ssssssssssssssssssssssssssssssssssssssssssssssssssssssssssssssssssssssssssssssssssssss ssssssssssssssssssssssssssssssssssssssssssssssssssssssssssssssssssssssssssssssssssssss ssssssssssssssssssssssssssssssssssssssssssssssssssssssssssssssssssssssssssssssssssssss ssssssssssssssssssssssssssssssssssssssssssssssssssssssssssssssssssssssssssssssssssssss ssssssssssssssssssssssssssssssssssssssssssssssssssssssssssssssssssssssssssssssssssssss ssssssssssssssssssssssssssssssssssssssssssssssssssssssssssssssssssssssssssssssssssssss ssssssssssssssssssssssssssssssssssssssssssssssssssssssssssssssssssssssssssssssssssssss ssssssssssssssssssssssssssssssssssssssssssssssssssssssssssssssssssssssssssssssssssssss ssssssssssssssssssssssssssssssssssssssssssssssssssssssssssssssssssssssssssssssssssssss ssssssssssssssssssssssssssssssssssssssssssssssssssssssssssssssssssssssssssssssssssssss ssssssssssssssssssssssssssssssssssssssssssssssssssssssssssssssssssssssssssssssssssssss ssssssssssssssssssssssssssssssssssssssssssssssssssssssssssssssssssssssssssssssssssssss ssssssssssssssssssssssssssssssssssssssssssssssssssssssssssssssssssssssssssssssssssssss sssssssssssssssssssssssssssssssssss»

Gut zu wissen, dass meine «Empfangsstörung» wenn nötig immer noch funktioniert.

* * *

Heute Morgen hatte ich bei meinem Besuch im Wandsworth Gefängnis plötzlich eine Panikattacke. Für einen Beitrag für den *Independent* sollte ich dort den Handarbeitsunterricht von Gefangenen besuchen. Als die ersten Tore hinter mir ins Schloss fielen, begann mein Herz plötzlich zu rasen. Es klopfte so wild, dass ich glaubte, man könne es durch mein T-Shirt sehen. Ich muss ausgesehen haben, als wolle ich ein Frettchen ins Gefängnis schmuggeln.

Als wir durch den hallenden Flur gehen, fragt mich Katey, die Wärterin: «Waren Sie schon einmal in einem Gefängnis?»

«Ja, im Hochsicherheitstrakt in Kapstadt.»

«Oh, war das auch für einen Artikel?»

«Nein. Ich sollte dort jemanden identifizieren, der mich angegriffen hatte … Das ist lange her. 20 Jahre.»

Wir gehen schweigend weiter. Das Geräusch ins Schloss fallender Eisentore hallt im kalten Steingewölbe. Die Häftlinge in den Gängen starren die Eindringlinge an – Weicheier von draußen.

Nach einer Weile fragt Katey: «Und, haben Sie ihn identifiziert?»

«Nein, ich habe den Falschen identifiziert.»

Ich weiß gar nicht, warum ich Pollsmoor überhaupt erwähnt habe, eigentlich rede ich nicht gerne darüber.

Ich durchwühle meine Tasche auf der Suche nach einem Betablocker. Ich finde ein Päckchen und drücke mir eine Pille aus der Blisterverpackung direkt in den Mund. Wenn ich etwas in der Schule gelernt habe, dann wie man Tabletten ohne Wasser schluckt. Allein schon der Gedanke daran, wie die Pille durch meinen Körper wandert, hat auf mich eine beruhigende Wirkung.

In der Zelle sind ein paar Häftlinge versammelt. Ich komme mit Richard ins Gespräch, der vor zwei Monaten mit dem Sticken begonnen hat. Ich frage ihn, ob er sich keine Sorgen mache, dass ein Mitgefangener ihn dafür verhöhnen könnte, dass er am Handarbeitsunterricht teilnimmt. «Nein, davor habe ich keine Angst. Da würde ich mich einfach wehren», sagt er grinsend. Wenn ich mir diesen kräftigen Typen genauer betrachte, wie er mit seinem vernarbten, kahlgeschorenen Schädel und seinem selbst gemachten FC-Chelsea-Tattoo auf der Hand vor mir steht, wird mir klar, dass meine Frage ziemlich dämlich war. Wer würde so einen Typen schon anmachen?

Ich kann es mir nicht verkneifen, mich im Stillen zu fragen, wie viele von diesen Typen wohl wegen eines zu hohen Testosteronspiegels verknackt wurden. Natürlich sind auch viele soziale Aspekte zu berücksichtigen, aber ich bin davon überzeugt, dass unter sonst gleichen Voraussetzungen das Testosteron mich so aggressiv gemacht hat, dass ich mich an manchen Tagen selbst nicht wiedererkenne. Man kann natürlich argumentieren, dass das Testosteron lediglich meine unterschwellige Aggression zum Vorschein gebracht habe, aber ich behaupte, diese Aggression wäre ohne Testosteron *niemals* ans Tageslicht gekommen. Und wenn ich mir dann vorstelle, ich lebte zudem in einem anderen sozialen Umfeld und hätte dadurch weniger Selbstkontrolle, dann könnte genauso gut ich hier sitzen und zusammen mit den Jungs Kätzchen auf Kissenüberzüge sticken.

Nochmal sterben

Januar 2005

Ich sehe Helen dabei zu, wie sie mir zur Blutabnahme eine Nadel in die Vene schiebt. Es tut sich nichts. Sie verschiebt die Nadel um ein paar Grad, immer noch nichts. Sie schiebt die Nadel leicht vor und zurück. Nichts.

«Tut mir leid. Heute ist mir wohl das Blut ausgegangen.»

«Macht es Ihnen etwas aus, wenn ich den anderen Arm nehme?», fragt sie.

«Natürlich nicht. Nur zu.»

Helen nimmt das Tourniquet von meinem linken Arm ab und bringt es am rechten an.

«Wie ist es Ihnen eigentlich gegangen?», fragt sie, während sie die Nadel in die Ellbogenbeuge schiebt. Ich beobachte, wie das Blut in die Phiole schießt.

«Ich hatte Herzrhythmusstörungen und Schwindelanfälle.»

«Hatten Sie das früher schon einmal?»

«Ja, in Peking, vor ein paar Jahren. Ich war auf einer Geschäftsreise. War sehr stressig. Die chinesischen Ärzte dachten, ich würde sterben. Die Herzrhythmusstörungen traten so häufig auf, dass sie mich nicht nach Hause fliegen lassen wollten. Als ich schließlich zurück in England war, bekam ich jedenfalls ein 24-Stunden-Langzeit-EKG verpasst. Der unregelmäßige Herzrhythmus wurde aufgezeichnet, aber der Kardiologe meinte, es bestünde kein Anlass zur Besorgnis. Viele Leute hätten diese leichten Herzrhythmusstörungen. Ich hatte sie jetzt schon längere Zeit nicht mehr, aber ich dachte, ich sollte es Ihnen wohl besser sagen.»

«Erinnern Sie mich bitte daran, dass ich das in Ihrer Akte vermerke. Ich werde es auch Dr. Bouloux gegenüber erwähnen. Er wird Sie übrigens heute Vormittag untersuchen … bitte kurz drücken.»

Ich drücke gegen den Wattetupfer. Helen fixiert ihn mit einem Pflasterstreifen.

«Wenn Sie uns vielleicht Ihre Probe zukommen lassen könnten, während Sie auf Dr. Bouloux warten.» Helen reicht mir den vertrauten Plastikbecher. Mir ist es inzwischen noch nicht einmal mehr peinlich. Es ist, als würde Helen sagen: «Wenn Sie mir vielleicht schnell eine Tasse Tee machen könnten …»

Ich komme ihrer Aufforderung nach und gehe anschließend zurück in den Wartebereich, die Wangen gerötet und den gepolsterten Umschlag in der Hand. Helen nimmt die Probe an sich und weist mich an, auf Dr. Bouloux zu warten. Nach 15 Minuten ist von Dr. Bouloux immer noch nichts zu sehen. Helen erscheint wieder.

«Es sieht so aus, als ob es Dr. Bouloux nicht schafft. Er ist im Augenblick zu sehr mit einem anderen Patienten beschäftigt. Ich rufe Dr. Solomon.»

Mit gemischten Gefühlen sehe ich dem Treffen mit Dr. Solomon entgegen. Seitdem er den Artikel gelesen hat, den ich für den *Independent* geschrieben habe, verhält er sich mir gegenüber anders. Aber da kommt er schon den Gang entlanggelaufen mit wippender Kippa auf dem Kopf. Helen informiert ihn über meine Herzrhythmusstörungen und Schwindelanfälle.

Dr. Solomon kritzelt etwas auf ein Stück Papier und reicht es mir.

«Gehen Sie damit in die Ambulanz der Kardiologie im Erdgeschoss», sagt er. «Sie müssen ein EKG machen lassen.»

«Was, jetzt gleich?», frage ich und schaue auf die Uhr.

«Ja. Jetzt gleich.»

Heute lächelt Dr. Solomon nicht.

Ich nehme das Stück Papier und fahre mit dem Personalaufzug ins Erdgeschoss. Ich begebe mich zur Kardiologie und ziehe eine Nummer – 89. «Nummer sechs», ruft die Dame am Empfang. Wieder schaue ich auf die Uhr. In einer Stunde muss ich die Kinder von der Schule abholen. Ich fahre zurück in den 12. Stock und frage Dr. Solomon, ob man den Termin für das EKG auf einen anderen Tag legen könne. Ich erkläre ihm die Situation, aber er scheint nicht sonderlich beeindruckt. Erst erzähle ich ihm, dass ich mir Sorgen mache, ich könne ein lebensbedrohliches Herzleiden haben, dann aber, wenn ich eine Stunde lang auf die Untersuchung warten muss, sage ich, mir fehle schlichtweg die Zeit, mir darüber Gedanken zu machen.

«Okay, folgen Sie mir», sagt er.

Ich folge Dr. Solomon in ein anderes Stockwerk. Er klopft an eine Tür. Keine Antwort. Er macht die Tür auf. In dem Raum befinden sich ein Bett und ein EKG-Gerät.

«Ziehen Sie Ihr Hemd aus und legen Sie sich aufs Bett», sagt Dr. Solomon. «Sie können mir dabei behilflich sein. Halten Sie diese Kabel … Okay, geben Sie mir das da.» Gemeinsam befestigen wir die zwölf Kabel an meiner Brust.

Dr. Solomon drückt ein paar Knöpfe an dem Gerät. Nach kurzer Zeit wird ein Streifen mit meinen Herzrhythmusdaten ausgespuckt. Dr. Solomon überfliegt die Ergebnisse. «Mhm, mhm … genau wie ich mir gedacht habe», sagt er. Ich liege da mit diesen Ansaugteilen, die auf meine behaarte Brust gepfropft sind, und frage mich, *was* er sich gedacht hat. Dass ich sterben werde?

«Ist alles in Ordnung?», frage ich.

Er scheint mich nicht zu hören. Er verlässt den Raum, wobei er immer noch auf den Ausdruck starrt. Während seiner Abwesenheit schießt mir eine Szene aus einem Hotelzimmer in Peking durch den Kopf. Ich liege auf dem Bett, umgeben von Männern in weißen Kitteln, die sich einen Ausdruck ihres tragbaren EKGs genau ansehen. Sie besprechen sich untereinander in wildem Mandarin. Ich verstehe kein Wort. Schließlich wendet sich einer der Sanitäter an den Hotelportier und sagt auf Englisch: «Er muss sofort in ein Krankenhaus. Die Zeit ist zu knapp, um ihn in die Notfallklinik zu bringen. Sie ist zu weit weg. Er würde unterwegs sterben. Er muss sofort in die Pekinger Universitätsklinik.»

Ich steigere mich derart hinein, dass mir der kalte Schweiß ausbricht. Genau in diesem Augenblick kommt Dr. Solomon zurück.

«Mit Ihnen ist alles in Ordnung», sagt er mir. «Ihr Herzrhythmus ist normal.»

Als wir den Gang entlanggehen, fragt mich Dr. Solomon: «Sagen Sie, was glauben Sie? Bekommen Sie das Placebo oder das echte Präparat?»

«Ich würde mal so sagen: Sollte sich herausstellen, dass ich das Placebo bekomme, werde ich mich in psychiatrische Behandlung begeben.»

* * *

Ich habe eine schlaflose Nacht. Herzrhythmusstörungen fühlen sich in etwa so an, als würde dich jemand am Herz packen und es ordentlich zusammendrücken. Sie sind so heftig, dass ich jedes Mal davon aufwache. Und erschwerend kommt noch hinzu, dass ich schwitze wie ein Idiot.

«Mein Gott, es ist ein Albtraum, neben dir zu schlafen», sagt Sam und zieht sich die Bettdecke über den Kopf.

Ich richte mich auf, fühle meinen Puls und warte auf den nächsten Aussetzer.

Am folgenden Tag stehe ich vor der Schule meiner Kinder auf

dem Schulhof und warte, bis es läutet. Ich halte die Hände auf dem Rücken und fühle mir heimlich den Puls. Eine Angewohnheit, die ich nicht ablegen kann, egal wo ich bin – beim Abendessen mit Freunden, in der Kneipe, im Stau. Seit meiner schlechten Erfahrung in China bin ich geradezu besessen von meinem Herzrhythmus. Ich traue ihm nicht über den Weg. Manchmal war mein Puls so schwach, dass ich dachte, mein Herz hätte aufgehört zu schlagen. Ich geriet in Panik, was dann wiederum meinen Puls stärkte, und schon ging's mir wieder gut – bis zur nächsten Attacke.

Mein Handy klingelt.

«Hallo?»

«Hallo. Hier ist Pierre Bouloux.» Dr. Bouloux bezeichnet sich selbst nie als «Dr.» Bouloux, wenn er mit mir redet. Das macht unsere Gespräche für mich eher zu Gesprächen unter Gleichen. Ich fühle mich wohl.

«Ich rufe nur an, um Ihnen Bescheid zu geben, dass BBC Radio 5 Live uns morgen in der Klinik über die Studie interviewen will», fährt Dr. Bouloux fort. «Mit mir wollen sie über die Wirkungsweise des Verhütungsmittels sprechen und mit Ihnen über Ihre Erfahrungen mit der Studie. Morgen schicken sie einen Ü-Wagen vorbei. Ich rufe nur an, um nachzufragen, ob Sie es einrichten können.»

Die Erinnerung an mein letztes peinliches Radio-Interview ist mir immer noch frisch im Gedächtnis, dennoch ertappe ich mich dabei, wie ich «ja» sage. Ich muss an Stanley Milgrams Experiment über Autorität und Gehorsam denken und bin schockiert über meine eigene Schwäche, meine Bereitwilligkeit, alles zu tun, was Leute in Machtpositionen von mir verlangen.

«Gut», sagt Dr. Bouloux. «Ich wollte Ihnen nur Bescheid geben, dass Sie bei Ihren Antworten bitte nicht ins Detail gehen, wenn man Sie nach Ihrem Befinden fragt. Sie könnten sonst die Studie gefährden.»

Wenn ich zum Beispiel sage, ich fühle mich geiler als sonst, ist es offensichtlich so, dass andere Teilnehmer der Studie, die meine Ausführungen möglicherweise im Radio hören, zu dem Schluss kommen könnten: «Tatsächlich, auch ich bin geiler.» Bekommt die Zulassungsbehörde des US-Gesundheitsministeriums Wind davon, dürfte eine ordentliche staatliche Zulassung des Medikaments in weite Ferne rücken, und das ganze multinationale Zig-Millionen-Pfund-Projekt ginge den Bach runter.

Aber was können sie schon machen, frage ich mich. Schließlich habe ich keine Vertraulichkeitsvereinbarung unterschrieben. Ich habe von vornherein absolut keinen Hehl daraus gemacht, dass ich Journalist bin und beabsichtige, über die Studie zu schreiben. Ich bin weder mit einem versteckten Mikrophon in die Klinik gegangen, noch habe ich andere Probanden der Studie heimlich interviewt.

Auf einmal stelle ich eine Bedrohung für die Studie dar. Dr. Solomon hatte mir bereits gesagt, dass die Organon-Leute alles andere als glücklich waren, als sie das Foto von mir im *Independent* sahen, auf dem ich meinen massiv lädierten Arm hochhalte und vor der ganzen Welt zur Schau stelle. Dabei habe ich mich in keinster Weise beklagt, etwa nach dem Motto: «Schaut nur, was sie mit mir gemacht haben!» Überhaupt nicht. Ich lächle. Ich sage, dass diese Studie eine gute Sache ist und dass Männer bei der Verhütung mehr Verantwortung übernehmen sollten. Ich bin der Vorreiter für die neue Pille. Der Cheerleader. Und jetzt wird mir gesagt, ich solle den Mund halten und mich strikt an die Auflagen halten.

In der Redaktion des *Independent* spielt man bereits mit dem Gedanken, ich könnte eine wöchentliche Gesundheitskolumne über meine Erfahrungen während der Studie schreiben. Bedeutet das etwa, ich muss den Leuten sagen, das geht nicht? Welche Konsequenzen hätte es, wenn ich Dr. Bouloux' Bitte ignorieren und offen über meine Erfahrungen mit dem Hormon-Cocktail sprechen würde? Müsste ich mit juristischen Schritten rechnen? Allein der Gedanke, dass die Rechtsabteilung irgendeiner Pharma-Firma jeden meiner Schritte genau verfolgt, lehrt mich das Fürchten.

Was, wenn Organon und Schering dahinterkommen, dass ich die Studie bereits kompromittiert habe, als ich dem Radiosender LBC von den Stimmungsschwankungen erzählte? Werden sie mich vor Gericht bringen? Werde ich mein Haus und meinen ganzen Besitz verlieren? Was wird Sam sagen, wenn sie dahinterkommt, dass ich unsere Zukunft aufs Spiel gesetzt habe für eine klinische Studie, von der sie noch nicht einmal wusste, dass ich daran teilnehme?

Ich sage Dr. Bouloux, er solle sich keine Sorgen machen. Ich würde nichts sagen, was die Studie kompromittieren könnte. Er scheint erleichtert.

* * *

Am nächsten Morgen stehe ich auf dem Parkplatz der Royal-Free-Klinik und unterhalte mich mit Dr. Bouloux über Cricket. Der Ü-Wagen hat Verspätung, und so genießen wir ein paar Sonnenstrahlen an diesem kalten Januartag. Ein verbeulter Laster mit einer Antenne auf dem Dach tuckert über die Bodenschwellen und hält vor uns an.

«Denken Sie dran, keine Details», sagt Dr. Bouloux. «Wir wollen die Studie nicht gefährden.»

«Keine Sorge», sage ich Dr. Bouloux, als der BBC-Journalist die seitliche Schiebetür des Ü-Wagens aufmacht. Der Innenraum des Wagens ist winzig. Dr. Bouloux und ich nehmen Knie an Knie auf einer schmalen Sitzbank Platz. Der Journalist sitzt an den Reglern. Er erzählt uns, dass der Wagen bereits ausgemustert war, aber aufgrund des aktuellen Mangels an Ü-Wagen reaktiviert wurde. Er ist sich nicht sicher, ob die technische Ausrüstung einwandfrei funktioniert.

Wir werden instruiert, bei welchem Stichwort wir auf Sendung gehen. Wir sitzen da mit unseren Kopfhörern halb am Ohr, während der BBC-Journalist uns von seinen gefährlicheren Zeiten im Sudan erzählt – ein himmelweiter Unterschied zu einem Parkplatz im Londoner Norden. Aus seiner Stimme spricht ein gewisses Bedauern. Während er so erzählt, nähert sich eine mollige Frau der Rückseite des Wagens und fängt an, sich im Glas der verspiegelten Scheibe zurechtzumachen. Die Frau hat ohne Frage keine Ahnung, dass in dem Wagen drei Männer sitzen und ihr dabei gespannt zusehen, wie sie ihr Haar kämmt, ihr Make-up aufträgt und ihre Pickel ausdrückt.

«In zehn Minuten geht's auf Sendung», sagt eine Stimme über den Kopfhörer.

Mein Magen rebelliert. Ich muss zur Toilette. Normalerweise bin ich nicht so nervös bei einer Live-Sendung, aber die Tatsache, dass ich sehr genau darauf achten muss, was ich sage, schlägt mir auf den Magen.

Das Interview beginnt recht harmlos. Die Moderatorin befragt Dr. Bouloux zur «Pille», wie sie wirkt, wann sie auf den Markt kommt, das Übliche, was die Leute eben so interessiert. Dann bin ich an der Reihe. Anstatt mich zu fragen, warum ich an der Studie teilnehme oder was ich von der «Pille für den Mann» halte, geht sie gleich ins Detail. *Wie wirkt das Medikament bei Ihnen? Haben Sie irgendwelche Veränderungen festgestellt?* Ich erkläre ihr höflich, dass ich diese Information nicht preisgeben kann, weil ich sonst die Studie gefährden könnte. Ich schaue Dr. Bouloux an. Er lächelt zurück. Ich komme mir vor wie ein junger Hund, der für sein Herrchen gerade den Stock apportiert hat.

Nachdem die Moderatorin nichts Interessantes aus mir herausbekommen hat, wendet sie sich wieder an Dr. Bouloux. Er beantwortet die Fragen mit absoluter Leichtigkeit. Alles verläuft nach Plan. Keine Überraschungen, nicht das geringste Problem. Die Frau macht sich immer noch an der Rückscheibe zurecht.

«Ich habe einen Anrufer in der Leitung», sagt der Produzent. «Er sagt, er würde auch an der Studie teilnehmen, und zwar am Standort Manchester.»

Die Moderatorin geht gleich in die Vollen. «Haben Sie irgendwelche Nebenwirkungen festgestellt?», fragt sie. Dr. Bouloux wirft mir einen Blick schierer Panik zu.

«Ja. Ich schwitze viel, und der Schweiß riecht nach Katzenfutter.»

«Katzenfutter?»

«Ja, Katzenfutter.»

«Außerdem noch was?»

«Meine Genitalien sind größer geworden.»

Dr. Bouloux fasst sich entsetzt an die Stirn.

«Ich dachte, die Hoden schrumpfen infolge der Testosteronspritzen», sagt die Moderatorin, die offensichtlich ihre Hausaufgaben gemacht hat.

«Das schon, aber mein Penis ist größer geworden.»

«Tatsächlich? Können die Hormone wirklich den Penis eines Mannes größer werden lassen?», fragt die Moderatorin Dr. Bouloux.

«Es mag vielleicht den Anschein haben, als sei der Penis größer geworden», sagt Dr. Bouloux, «weil man häufiger Erektionen hat, de facto wird er jedoch nicht größer. Die Penisgröße bleibt die gleiche wie nach der Pubertät und ändert sich nicht.»

Dr. Bouloux wehrt ein paar weitere spontane Bemerkungen ab, und dann ist Schluss. Die Sendung ist vorbei. Die mollige Frau ist inzwischen auch gegangen. Wir nehmen unsere Kopfhörer ab und steigen aus dem Ü-Wagen.

Ich bin etwas erleichtert, dass dieser Druck nicht mehr auf mir lastet, zumindest vorübergehend. Sollte die Studie jemals gefährdet sein, dann sicherlich nicht durch irgendetwas, das ich geschrieben oder gesagt habe. Aber der Typ, der behauptet, dass ein Hormon-Cocktail den Schwanz vergrößert, na ja, der kann sich zwangsläufig recht bald auf den Anruf verschiedener Firmenanwälte gefasst machen.

«Das war ja wohl eine Überraschung», sage ich zu Dr. Bouloux, als wir den Gang hinuntergehen. Aber Dr. Bouloux ist nicht nach einer Unterhaltung zumute.

Lebe jetzt!

Februar 2005

Ich war fast schon durch das Nadelöhr durch, als er mir entgegenkam. Auf den meisten Straßen in London, die ausnahmsweise keine Einbahnstraßen sind, ist eigentlich nur Platz für ein Auto, zwei passen nicht aneinander vorbei. Bevor man durch eine dieser engen Straßen fährt, hält man an, um zu sehen, ob ein Auto in entgegengesetzter Richtung unterwegs ist. In diesem Fall gibt man Lichthupe, damit der Fahrer des anderen Autos weiß, dass man ihn gesehen hat und dass man wartet, bis er vorbei ist. Das ist höflich. Aber wir sprechen hier von London, und die Leute hier sind nicht immer höflich. Der Normalfall sieht so aus, dass man das Nadelöhr bereits zu 90 Prozent passiert hat und dann von einem anderen Auto, das aus der entgegengesetzten Richtung heranprescht, genötigt wird, mehrere hundert Meter zurückzusetzen. Das heißt, wenn man gewillt ist, nachzugeben. Ich bin immer darauf bedacht, nicht nachzugeben, außer es ist offensichtlich, dass der Fahrer des entgegenkommenden Wagens ein entflohener Sträfling ist.

Ich habe also bereits 90 Prozent der engen Straße hinter mir, als ein Auto geradewegs auf mich zukommt. Der Typ am Steuer sieht nicht aus wie ein entflohener Sträfling. Er fuchtelt nicht mit einem Fleischerbeil herum, und bei ihm im Auto sitzen Kinder in Schuluniform. Ich bremse und warte ab, was er macht. Setzt er die paar Meter zurück, oder fängt er an zu hupen und besteht darauf, dass ich mehrere hundert Meter in eine vielbefahrene Kreuzung zurücksetze? Weder noch. Er winkt mich durch. Er glaubt tatsächlich, er könne seinen verbeulten Rover 100 an mir vorbeiquetschen. Auch eine Form von Machismo. *Schau dir genau an, wie meisterhaft ich dieses blecherne Ungetüm beherrsche. Du bist zu ängstlich für so was, aber ich werde dir zeigen, was für ein begnadeter Fahrer ich bin.*

Ich wage es nicht, mein Auto auch nur ein Stück weit zu bewegen, als sich dieser Idiot mir Zentimeter um Zentimeter nähert. Dann höre ich, wie Metall auf Metall kratzt. Er packt es nicht. Er schrammt an der Seite meines Wagens entlang. Panikartig reiße ich das Lenkrad nach links und weiche ihm aus, aber ich stehe zu nahe an einem geparkten Lkw, sodass ich mir schließlich auch noch die andere Seite meines Wagens zerkratze.

Ich erreiche eine Stelle, an der ich gefahrlos rechts ran fahren und den Schaden begutachten kann. Auf beiden Seiten meines Wagens wurde die silberne Lackierung der Länge nach großflächig abgeschabt. Wenn ich gerade meine Testosteronspritze bekommen hätte, wäre ich wahrscheinlich rüber gegangen und hätte diesem Typ einen Schlag ins Gesicht verpasst, aber ich bin in der Phase, in der die Wirkung des Testosterons verpufft. Ich latsche rüber und tausche mit dem anderen Fahrer Namen, Autokennzeichen und Telefonnummern aus. Seine Kinder (ich nehme an, es sind seine Kinder) gucken aus dem Seitenfenster. Ich bin entschlossen, keinen Kommentar abzugeben, keine Schuldzuweisungen zu machen, nicht etwa zu sagen: «Was für ein Spiel treiben Sie? Jeder kann sehen, dass hier nur Platz für ein Auto ist.»

Ich verstaue den Fetzen Papier mit den Daten des Fahrers in der Tasche meiner Jeans und will zu meinem Wagen zurückgehen.

«Ich hab keine Vollkasko», sagt der Rover-Fahrer, als er in sein kleines blaues Auto hüpft.

«Arschloch», murmle ich leise vor mich hin.

* * *

Ich komme nach Hause und finde in meinem Posteingang eine E-Mail von Ursula, der stellvertretenden Chefredakteurin von *OM*, dem *Observer Magazine*. Sie möchte, dass ich den Artikel neu schreibe, den ich vor einigen Monaten über philosophische Beratung geschrieben habe. Es macht mir nichts aus, den Artikel nochmal zu überarbeiten, wenn er nicht in Ordnung ist, aber der Artikel liegt schon seit Monaten bei ihr, und sie zahlt nicht. Außerdem habe ich den Artikel vor ein paar Wochen für Miranda, ihre Stellvertreterin, schon einmal überarbeitet.

Aber Ursula gefallen die Änderungen nicht, die Miranda vorgeschlagen hat. Ihr ist das Original lieber. Zusätzlich hätte sie gerne ein Fallbeispiel und eine «Warum jetzt?»-Erklärung im Text. Allerdings! Warum jetzt? Und außerdem will sie das Ganze morgen.

Wasser tropft auf meine Tastatur. Das hatte mir gerade noch gefehlt, ein Leck im Dach. Ich schaue an die Decke, um zu sehen, von wo das Wasser kommt. Dann wird mir klar, es tropft aus meinem Gesicht. Ich bin am Heulen.

Ich wische mir das Gesicht an meinem T-Shirt ab und bin irritiert über das, was hier vor sich geht. Obwohl ich durchaus eine feminine Ader habe, bin ich keine Heulsuse. Ich heule nur, wenn Leute sterben, die mir nahe stehen, oder wenn mein Penis im Reißverschluss eingeklemmt wird. Was ist also los? Warum heule ich – nur weil ich einen blöden Artikel neu schreiben muss? Ich weiß es ehrlich nicht.

Ich rufe Ursula an und erkläre ihr, dass ich den Artikel heute unmöglich überarbeiten könne, weil ich in ein paar Minuten einen Termin mit meinem Lektor vom Dorling-Kindersley-Verlag hätte. Das ist zwar gelogen, aber ich glaube nicht, sie hätte die Erklärung akzeptiert, dass ich eine Djembe-Trommel für meinen Sohn kaufen muss, der morgen Geburtstag hat. Es klingt glaubwürdiger, wenn ich sage, dass ich eine andere Verpflichtung habe, die mit meiner Arbeit als Journalist zu tun hat. Auf diese Art komme ich wie ein gefragter Autor rüber und nicht wie ein Teilzeitjournalist und desorganisierter Familienvater.

Ursula kauft mir die Entschuldigung ab und gibt mir gnädigerweise einen Tag mehr. Ich schmeiße den Hörer hin, schnappe meinen Geldbeutel und springe in meinen frisch verkratzten Wagen. Nachdem ich eine halbe Stunde in Clapham herumkutschiert bin, finde ich schließlich einen Parkplatz. Ich werfe mein ganzes Kleingeld in die Parkuhr und renne zur nächsten U-Bahn-Station.

Ich springe gerade noch in einen Wagen, bevor die U-Bahn losfährt, und zerre meinen Rucksack an mich, der zwischen den sich schließenden Türen eingeklemmt ist. Ich bin außer Atem und lasse mich auf einen freien Sitz plumpsen. Ich schaue auf die Uhr. Ich habe vierzig Minuten für den Weg zur Denmark Street und zurück, bis meine Parkuhr abläuft.

Plötzlich überkommt mich ein Gefühl der Wärme. Kein Gefühl der Wärme im Sinne von Menschlichkeit, sondern ein warmes Gefühl an meinem Hosenboden. Ich springe auf und befühle das Hinterteil meiner Jeans. Völlig durchnässt. Neben dem Sitz liegt eine leere Büchse Kestrel Lagerbier auf dem Boden. In der Luft liegt ein Hauch von Pennergeruch. Ich rieche an meiner Hand und hoffe verzweifelt, dass sie nach Bier riecht. Sie riecht nicht nach Bier. Sie riecht nach Pisse. Welche Freuden hat mir dieser Tag noch zu bieten? Einen Milzriss? Grauen Star?

In letzter Zeit hatte ich viel Pech. Oder achte ich nur mehr darauf? Keine Ahnung. Vielleicht fällt es mir vom Kopf her einfach schwer, mit Dingen klarzukommen, die schiefgehen, sodass alles gleich wie eine Riesensache erscheint. Auf jeden Fall reichen meine Persönlichkeitsschwankungen vom Feigling und Angsthasen bis hin zum rasenden Psychopathen. Letzte Woche habe ich einem Hilfspolizisten angedroht, ihm das Bein zu brechen, weil er mir einen Strafzettel geben wollte, obwohl noch zehn Minuten auf der Parkuhr waren. Ich weiß nicht, ob all das durch die Zufuhr künstlicher Hormone in mein Stoffwechselsystem verursacht wird, oder ob ich am Rande eines Nervenzusammenbruchs stehe aufgrund meiner finanziellen Situation und der Sisyphusarbeit als Journalist.

Und jetzt stecke ich in einem U-Bahn-Tunnel zwischen den Stationen Waterloo und Embankment. Der Fahrer weiß weder, warum wir hier stehen, noch, wie lange wir hier stehen werden. Ein schlaksiger Teenager mit tragbarem CD-Player hört ohrenbetäubend laute Musik, und mir bleibt weniger als eine Stunde, um die Trommel zu kaufen und nach Clapham zurückzufahren, bevor die Kinder Schulschluss haben und mein Auto abgeschleppt wird. Wie schon Robert Service einmal sagte: «Nicht der Berg vor dir macht dich fertig, sondern das Sandkorn in deinem Schuh.» Ich will, dass auf meinem Grabstein steht: «Hier ruht Clint Witchalls, getötet durch ein Sandkorn.»

* * *

«Ich habe die Trommel», sage ich zu Sam nach Feierabend.

Sie macht keinen so zufriedenen Eindruck, wie ich mir das gewünscht hätte, vor allem, wenn man bedenkt, was ich alles durchmachen musste, um das verdammte Ding zu bekommen.

«Was ist mit dem Auto passiert?», fragt sie. «Das Auto ist so gut wie neu! Und sieht aus wie eine Schrottkiste.»

Stimmt, das Auto. Hatte ich total vergessen. Ich erzähle, was passiert ist.

«Das kommt davon, weil du so aggressiv fährst.»

«*Ich* fahre aggressiv?! *Ich* fahre aggressiv?! Hast du mir eben nicht zugehört? Er kam mir wie ein Irrer entgegen. Ich habe nur angehalten, damit er sich durch eine viel zu enge Lücke quetschen kann … warum schlägst du dich auf seine Seite? Ich habe einen totalen

Scheißtag hinter mir, und du schlägst dich auf die Seite irgendeines Fremden, irgendeines Idioten, der unser Auto verkratzt hat.»

«Siehst du? Jetzt bist du aggressiv.»

«Ich bin nicht aggressiv. Ich bin nur wütend. Und zwar völlig zu Recht.»

Ich mache den Kühlschrank auf, schnappe mir ein Bier und stürme aus der Küche. Ich lasse mich im Wohnzimmer aufs Sofa plumpsen, habe allerdings übersehen, dass die Katze es sich zwischen den Kissen gemütlich gemacht hat. Mit einem lauten *Rrrrrrrreeaaarr* schießt sie unter meinem Hintern hervor.

«Du brauchst deine Wut nicht an der Katze auszulassen», ruft Sam aus der Küche.

«Komm her, Mitsu», höre ich sie zuckersüß sagen. «Was hat dieser fiese Mensch mit dir gemacht? Mein armer kleiner Schatz.»

Ich habe vergessen, mein Bier aufzumachen, aber ich gehe unter gar keinen Umständen zurück in die Küche, nicht solange mein Herz rast wie verrückt. Ich halte die Flasche gegen die Tischkante, sodass der Rand des Kronkorkens auf dem Holz aufliegt, und schlage mit voller Wucht mit meiner Handfläche auf den Kronkorken. Der Kronkorken schießt weg, ebenso ein großer Holzsplitter. Ich lege eine Ausgabe von *Schöner Wohnen* über die beschädigte Stelle des Tisches und nehme einen tiefen, entspannenden Schluck Bier. Ich betrachte die leere Flasche und überlege, mir noch eine zu holen, ich will mich nur nicht Sams Wut aussetzen. Ich lege zwei Finger auf meine Halsschlagader. Es fühlt sich an, als säße da drinnen ein kleines Männchen, das mit aller Gewalt herauswill.

Ich atme durch die Nase tief ein und dann langsam wieder durch den Mund aus. Das mache ich zehn Mal und fühle danach wieder meinen Puls. 102 Schläge pro Minute. Scheißatemübungen. Totaler Schwachsinn.

Sam kommt herein und setzt sich neben mich.

Ich reiße mich zusammen, um nicht wieder mit dem ganzen Mist anzufangen, dafür fragt Sam: «Was ist in letzter Zeit los mit dir? Du nimmst alles viel zu ernst. Ich kann mit dir überhaupt nicht mehr reden. Du redest dich in Rage und verschwindest wutentbrannt.»

«Heute habe ich geheult. Ich weiß noch nicht einmal, warum. Vielleicht bin ich ja depressiv … glaubst du, ich bin depressiv?»

«Warum glaubst du, du bist depressiv?»

«Ich weiß nicht. Ich komme mit manchen Dingen nicht klar, Kleinigkeiten, wie zum Beispiel Absagen von Redakteuren. Ich komme mir nutzlos vor, wie ein Stück Dreck, zu nichts zu gebrauchen. Ich bin ständig angespannt. Ich blaffe ohne Grund die Kinder an. Und dann noch die Sache mit dem Heulen. Ich bin keine Heulsuse.»

«Ich komme einfach nicht darüber hinweg, dass du nicht mit mir darüber gesprochen hast, dass du an der Studie teilnehmen willst. Du hast mich einfach vor vollendete Tatsachen gestellt. Und jetzt muss ich mit den Begleiterscheinungen klarkommen.»

«Danke für dein Verständnis.»

Wir sitzen eine Zeit lang schweigend da, dann lehnt Sam sich nach vorne und nimmt die Zeitschrift in die Hand, die das frische Loch in der Tischplatte bedeckt, das ich fabriziert habe. Sie scheint nichts zu merken.

«Ich gehe kurz nach oben», sage ich zu Sam. «Ich muss noch was arbeiten.»

«Okay.»

Als ich die Treppe hinaufgehe, höre ich Sam sagen: «Wer war das mit dem Couchtisch?»

Meine Schritte die knarrende Holztreppe hinauf werden schneller.

* * *

Mein Büro befindet sich in der Abstellkammer. Es ist ein winziger Verschlag. An schlechten Tagen kommen mir die Wände entgegen und drohen mich zu zerquetschen. Heute ist einer dieser Tage.

Mein Handy klingelt. Es ist ein gewisser Neil.

«Wer?»

«Neil. Sie sind mir heute Morgen ins Auto reingefahren.»

«*Ich* bin in *Ihr* Auto reingefahren?»

«Genau, *Sie* sind *mir* reingefahren. Egal, auf jeden Fall habe ich den Wagen in die Werkstatt gebracht. Dort wurden für die Reparatur 300 Mäuse veranschlagt. Sie schulden mir Kohle.»

«Moment! Jetzt machen Sie mal halblang. Ich bin *nicht* in Ihr Auto reingefahren. *Sie* sind *mir* reingefahren. Ich habe meiner Versicherung Ihre Daten durchgegeben. Sie wird sich mit Ihrer Versicherung in Verbindung setzen. So läuft die Sache. Nicht einfach einen Kostenvoranschlag einholen und dann gleich Ansprüche stellen …»

«Hoffentlich laufen Sie mir nie über den Weg.»

«Was?»

«Hoffentlich bekomme ich nicht heraus, wo Sie wohnen.»

«Wollen Sie mir etwa drohen, Neil? Ist das Ihre Absicht?»

«Ich kenne Leute in Brixton.»

«Super. Ich auch.» Während ich das sage, muss ich an die ältere jamaikanische Frau denken, die nebenan wohnt. Die jedes Mal «Gott segne Sie» sagt, wenn ich sie drüben im Garten sehe.

«Verbleiben wir also so?», sagt Neil.

Ich lege auf und schleudere das Telefon auf meinen Schreibtisch. Mein Hals ist wie zugeschnürt, meine Hände zittern, weniger aus Angst, sondern vielmehr aus ohnmächtiger Wut. Ich lehne gegen einen der Bücherstapel, der in meinem engen Verschlag wie ein Stalagmit aus dem Boden wächst. Man sollte sich nicht gegen Bücher lehnen. Der Stapel kippt um, stößt einen weiteren Stapel um, und der noch einen. Zuerst fallen die Bücher ruckzuck herunter, schließlich dann nur noch vereinzelt. Auch die Zeitschriften, von denen ich dummerweise angenommen hatte, sie seien ein hübsches, stabiles Fundament, fallen langsam herunter. Ich ersticke in Papier.

«Was ist das für ein Lärm?», schreit Sam von unten.

«Nichts», schreie ich zurück. «Es ist nichts.»

* * *

Ich liege im Bett und denke über Neils Drohungen nach. Was, wenn er tatsächlich herausbekommt, wo ich wohne? Was, wenn er mir einen Molotowcocktail durch die Fensterscheibe schleudert? Schweiß tropft von meiner Stirn. Verdammte Hormone. Ich wünschte, die Schwitzerei würde aufhören.

Sam fasst mich an, aber ich drehe mich weg.

«Stehst du nicht mehr auf mich?»

«Natürlich stehe ich auf dich. Ich bin nur leicht gestresst, das ist alles.»

Ich erzähle Sam von dem Drohanruf.

«Du solltest zur Polizei gehen.»

«Was soll das bringen? Erinnerst du dich, als diese Kinder einen Pflasterstein aufs Auto warfen, als du durch Tulse Hill gefahren bist? Es war eine Riesendelle im Auto, aber als du es der Polizei gemeldet hast, hieß es nur: ‹Und was sollen wir jetzt Ihrer Meinung nach in dieser Sache unternehmen?›»

«Trotzdem denke ich, du solltest es melden.»

Am folgenden Abend fahre ich runter nach Brixton und parke meinen Wagen in einer Seitengasse der Hauptstraße. Es ist dunkel. Alle Straßenlaternen sind kaputt. Die metallenen Rollläden der Geschäfte sind heruntergelassen. Ich sehe ein paar Schatten an einer

Telefonzelle herumhuschen. Jemand schlägt auf das Telefon ein und versucht, Kleingeld aus dem Geldschlitz zu fingern.

Ich bin derart damit beschäftigt, den Mann zu beobachten, wie er den Hörer gegen das Münztelefon knallt, dass mir völlig entgeht, wie sich ein zweiter Mann mir hinkend nähert, im Stile eines Quasimodo.

«Hey Kumpel, hast du ’ne Uhrzeit?»

In gerade mal hundert Metern Entfernung kann ich die belebte Hauptstraße sehen. Wenn ich jetzt einfach …

«Entschuldigung, wie viel Uhr ist es?»

«Lo siento, no hablo ingles.» Ich gebe mir alle Mühe, dass mein Spanisch möglichst authentisch klingt, aber irgendwie geht das schief.

Er ist mir immer dichter auf den Fersen. Ich lege einen Gang zu.

«Hey! Ich rede mit dir, verdammt nochmal!» Das ist kein Spaß mehr. Er hat es auf mein Geld abgesehen. Auf den letzten paar Metern lege ich einen Sprint hin und tauche zwischen den späten Berufspendlern unter.

Vor ein paar Wochen wäre alles noch ganz anders verlaufen. Ich hätte mich umgedreht, um meinem Verfolger verächtlich ins Gesicht zu sagen: «Was zum Teufel glaubst du eigentlich, mit wem du hier sprichst?» Ein kurzer Blick hätte genügt, um zu sehen, ob er eine Waffe in der Hand hat. Wenn er in seine Tasche gegriffen hätte, hätte ich ihn umgehauen. Genau genommen hätte er mich vor ein paar Wochen nicht einmal verfolgt. Ich hätte ein derart unerschütterliches Selbstvertrauen ausgestrahlt, dass sein verzweifelt crack-geiles Hirn kapiert hätte, dass er mich besser in Ruhe lässt.

Das Polizeirevier in Brixton hat dichtgemacht. Oder besser gesagt, es befindet sich jetzt in einem provisorischen Bürocontainer vor dem Polizeigebäude. Man möchte annehmen, dass man sich auf einem Polizeirevier sicher fühlt. Hier nicht. Während sich die Bullen hinter dickem Panzerglas verschanzen, bin ich hier draußen mit all den Verrückten. Die meisten Leute sehen aus, als gehörten sie in die Notaufnahme und nicht auf ein Polizeirevier. Der Typ neben mir drückt sich die Nase zu, damit nicht noch mehr Blut auf den Containerboden tropft. Hin und wieder neigt er mit einem langen «Aaaaaah!» den Kopf nach hinten, als würde er nur von Zeit zu Zeit merken, dass er Schmerzen hat. Ein anderer marschiert auf und ab und spricht laut in ein Handy.

Ich erzähle meine Geschichte der diensthabenden Beamtin. Sie überprüft Neils Wagen in einer Datenbank. Dann schaut sie vom Bildschirm auf und sagt: «Gegen den Halter des Wagens liegt nichts vor.»

«Was meinen Sie damit?»

«Na ja, wir suchen nicht nach diesem Fahrzeug. Es bestehen keine ausstehenden Bußgelder. Nichts dergleichen.»

«Und haben Sie die Adresse des Eigentümers im Computer?»

«Ja, aber diese Angaben kann ich nicht an Sie weitergeben.»

«Ich meine nur, falls mir etwas zustoßen sollte, wüssten Sie also, wo Sie zuerst suchen müssten.»

«Schauen Sie, ich glaube nicht, dass dieser Kerl eine wirkliche Bedrohung darstellt, aber wir nehmen den Vorgang auf und geben Ihnen eine Referenznummer. Wenn er weiter anruft, geben Sie uns Bescheid.»

«Er hat mein Autokennzeichen. Glauben Sie, dass er meine Adresse herausfinden kann?»

«Das ist möglich. Er könnte Ihre Daten über das Landratsamt bekommen.»

Alles andere als die Antwort, die ich hören wollte. Die diensthabende Beamtin druckt ein Exemplar meiner Aussage aus und gibt es mir. Ich bedanke mich bei ihr und verlasse den Container. Beim Hinausgehen bemerke ich, dass der Typ, der auf dem Handy telefoniert, gar kein Handy hat. Er unterhält sich laut mit den Stimmen in seinem Kopf.

Zurück zum Auto laufe ich einen anderen Weg. Ich habe keine Lust, diesen aggressiven Bettlern noch einmal über den Weg zu laufen. Zu Hause nehme ich ein heißes Bad und versuche, meine Sorgen zu vergessen: Mahnungen, mit meinem Artikel im Verzug, Drohungen von Fremden, mein Auto, das zusehends der Mondoberfläche gleicht.

Ich liege im Badewasser, bis meine Hände schrumpelig werden. Ich steige aus der Wanne und betrachte mich im Spiegel. Ich bin blasser als noch vor ein paar Wochen. Ich kneife in die Fettschicht, die am Bauch entstanden ist, und zwirble sie zwischen Daumen und Zeigefinger hin und her. Auch der Hüftspeck ist wieder da. Ich kann es nicht glauben, dass ich innerhalb so kurzer Zeit derart an Gewicht zugelegt habe. Ich hasse meinen Anblick im Spiegel. Nicht nur wegen der Speckröllchen, sondern weil ich inzwischen aussehe wie ein armes Schwein mit Doppelkinn. Wie ein Loser.

«Was glaubst du, bin ich fett?», frage ich Sam.

Sie schaut von ihrem Buch auf. Und sieht mich vor sich stehen mit einem Handtuch um die Hüfte.

«Du tropfst.»

«Ja, aber bin ich fett?»

«Nein, natürlich nicht.»

«Okay, aber was sagst du dazu?» Ich packe meinen Hüftspeck und wackle damit hin und her.

«Das ist doch nicht fett.»

«Würdest du mit mir zusammenbleiben, wenn ich ein fettes Schwein wäre?»

«Nein, ich würde dich abservieren», sagt sie mit einem schelmischen Grinsen.

«Echt? Nur weil ich fett bin?»

«Was ist mit dir los in letzter Zeit?»

«Ich weiß nicht. Ich komme mir einfach hässlich vor. Ich mache mir Sorgen, du könntest dich in jemand anderen verlieben. In jemanden, der nicht so fett und armselig ist.»

«Weißt du was?»

«Was?»

«Diese Hormone lassen dich langsam zur Frau werden.»

Später liege ich im Bett, die Augen weit aufgerissen, und denke über ein paar Dinge nach. Über den Tod. Sport, gesunde Ernährung, was soll das alles? Ich kann den Schaden nicht wieder gutmachen, den ich meinem Körper im Laufe meines Lebens zugefügt habe. Mit acht habe ich Lösungsmittel geschnüffelt, mit zehn habe ich mich mit Whisky volllaufen lassen, mit dreizehn habe ich das Rauchen angefangen, und fast während meiner gesamten Schulzeit habe ich den Sportunterricht geschwänzt (nachdem mir der sarkastische Spitzname «geölter Blitz» verpasst wurde, weil ich beim Hindernisparcours fünf Minuten nach allen anderen ins Ziel kam). Wenn ich meinen Körper mit einem Tempel vergleiche, dann ist er Bacchus gewidmet. Ich stelle mir meine Chromosomenden vor, ausgefranst wie alte Schnürsenkel, meine Arterien, eng wie Pipetten, meine Lunge, völlig verteert. Wie viel Zeit bleibt mir noch?

Mein Herz setzt einen Schlag lang aus. Ich greife mir an die Brust. Ich rede mir ein, das kommt nur vom Stress, außerdem ist mein Puls im Liegen immer etwas unregelmäßiger. Zack! Schon wieder. Ich rede mir ein, das ist alles harmlos. Wird schon vorübergehen.

Ich habe Fieber. Ich liege wach und beobachte, wie die Zahlen auf dem Radiowecker mit einem Klick fortlaufen. Irgendwann kurz nach vier schlafe ich ein. Dann, um Punkt fünf, wache ich auf mit einer bleiernen Schwere im Magen. Normalerweise weckt mich kein Nebelhorn auf, aber in letzter Zeit wache ich immer um fünf Uhr morgens auf. Ich bin sofort hellwach, fühle mich beklommen und kann nicht wieder einschlafen.

Anstatt wie sonst im Bett liegen zu bleiben, dusche ich mich und ziehe mich an. Ich mache mir einen Toast mit Orangenmarmelade, beiße zwei Mal ab und werfe ihn in den Abfalleimer. Um sechs Uhr gehe ich zum Kiosk und kaufe mir eine Zeitung.

Ich sitze im Garten hinterm Haus in der Morgendämmerung, schlürfe bitteren Pulverkaffee und lese Zeitung. Ich überspringe die Meldungen über diese endlose Misere im Nahen Osten. Mir fällt ein Artikel über Fremdgehen ins Auge. Neueste Untersuchungen belegen, dass 9 von 10 Frauen, die in einer langfristigen, monogamen Beziehung leben, mit einer Affäre liebäugeln, und dass jede fünfte Frau ihren Partner schon einmal betrogen hat. 9 von 10? Um Himmels willen! Gehört Sam zu der 10- oder zu der 90-Prozent-Fraktion?

Selbst wenn sie zur 10-Prozent-Fraktion gehört, bin ich in meiner derzeitigen Verfassung nicht gerade der Traumpartner. Es fehlt nicht viel, und sie verlässt mich. Je paranoider und deprimierter ich werde, desto langweiliger ist meine Gesellschaft. Je langweiliger meine Gesellschaft, desto größer die Chance, dass Sam mich eines Tages nicht mehr liebt. Und ich kann längst nichts mehr gegen meine erbärmliche Verfassung und meine Paranoia tun. Es ist ein Teufelskreis. Mein Schicksal ist besiegelt.

* * *

Wie die meisten Dope-Raucher habe ich mich oberflächlich mit fernöstlichen Philosophien beschäftigt. Mit Vorliebe habe ich großkotzig irgendwelches Kauderwelsch von mir gegeben, wie zum Beispiel «Was Gestalt ist, ist Leere; was Leere ist, ist Gestalt». Meine Kifferkumpels nickten weise, um die Wahrheit meiner Worte zu bestätigen. Ich hatte keine Ahnung, wovon ich sprach, aber ich dachte, es ließe mich hintergründig erscheinen. Als hätte ich den Schleier des *Moksha* durchbrochen und Zugang zu geheimnisvollen Erkenntnissen. Schließlich wurde ich erwachsen (zumindest ansatzweise) und hörte auf, diesen Schwachsinn zu verbreiten, aber manche Anschauungen aus dem Taoismus oder Buddhismus sind mir geblieben. Zum Beispiel klingt es für mich heute noch glaubhaft, dass wir leiden, weil wir zu sehr auf diese Welt, diese Welt der Illusionen, fixiert sind.

Ich erzählte Sam einmal die Geschichte von dem buddhistischen Mönch, in dessen Obhut sich ein Waisenjunge befand. Nachdem er den Jungen jahrelang liebevoll aufgezogen hatte, tauchten seine leiblichen Eltern auf und nahmen den Jungen mit. Der Mönch klammerte sich nicht an den Jungen und ließ ihn ohne Gram gehen. Er war mitfühlend, aber nicht auf den Jungen fixiert. Als ich Sam diese Geschichte erzählte, meinte sie nur: «Aber das ist ja geradezu defätistisch.»

Ich musste Sam Recht geben, trotzdem kann ich es nicht ändern, dass aus meiner Sicht viele meiner derzeitigen Probleme dadurch entstehen, dass ich zu sehr auf manche Dinge fixiert bin. Ich klammere mich an Sam, aus Angst, sie könnte mich verlassen, anstatt mich zu freuen, dass sie mit mir zusammen ist. Ich klammere mich an die Tatsache, dass ich 39 bin und nicht 40 (schluck!). Aber warum kann ich es nicht einfach genießen, 39 zu sein? Ich bin unfähig, in der Gegenwart zu leben. Ich lebe in der Vergangenheit und habe Angst vor der Zukunft.

Der Guru Neem Karoli Baba lehrte seinen Schüler Baba Ram Dass, «bewusst den Augenblick zu leben». Genau darum kämpfe ich verzweifelt: bewusst den Augenblick leben. Ich glaube, das Problem besteht darin, dass ich zu viel Zeit in meiner Abstellkammer verbringe. Nur ich, alleine mit meinen Gedanken und den bedenklich wackeligen Bücherstapeln.

Auch Sam steht unter Stress. Sie ist nicht nur mit einem Mann verheiratet, dessen Gemütszustand mit zu- oder abnehmendem Mond schwankt, sondern sie hat auch Druck auf der Arbeit, mit dem sie klarkommen muss. Abgesehen von all den internen Machenschaften hat sie viel mit zerrissenen Familien und geschädigten Kindern zu tun. Manchmal kommt sie nach Hause und hat blaue Flecken an den Beinen von den Tritten, die ihr die Kinder verpasst haben. Und auch die Eltern werden manchmal aggressiv. Es gibt Sprachprobleme, kulturelle Barrieren, Missverständnisse, Drohungen.

Es ist Sonntagmorgen. Sam und ich frühstücken in einem Café in Clapham, ohne die Kinder (sie wurden gestern Abend alle zu Freunden gebracht).

«Was hältst du von einem Meditationskurs?», frage ich, während ich versuche, einen widerspenstigen Pilz mit der Gabel aufzuspießen.

«Wie kommst du darauf?»

«Ich habe gerade einen dieser Flyer am Eingang gelesen und dachte, wir könnten vielleicht einen Meditationskurs zusammen machen … weißt du, zur Entspannung. Und um gemeinsam etwas zu machen.»

Sam schlürft ihren Cappuccino. Und lässt sich meinen Vorschlag durch den Kopf gehen.

«Okay», sagt sie und wischt sich den Milchschaum von ihrer Oberlippe.

«Es gibt so was hier gleich um die Ecke», sage ich zu ihr. «Kennst du das Shambhala-Zentrum, in der Nähe der Schule? Dort werden

Meditationskurse am Montagabend angeboten. Ich glaube tibetanisch-buddhistische Meditation, aber das ist egal, Hauptsache, es entspannt.

* * *

Wir kommen zu spät zum Kurs – wie könnte es auch anders sein. Wir gehen auf Zehenspitzen hinein und ziehen unsere Schuhe aus. Ein gutaussehender Schwarzer, Anfang dreißig, kommt uns entgegen. Er heißt Isaac. Er erklärt uns, dass er uns in einem Vorraum eine kurze Einweisung gibt, bevor er uns am Kurs teilnehmen lässt. Isaac zeigt uns, wie man sitzt und atmet, und wie man sich von seinen Gedanken löst.

«Bekämpfen Sie Ihre Gedanken nicht», erklärt er uns. «Versuchen Sie nicht, Ihre Gedanken zu unterbinden, sondern sagen Sie einfach ‹ich denke› zu sich selbst, wenn Ihnen ein Gedanke in den Kopf schießt. Wie Tontauben schießen. Nach einer Weile werden Ihnen weniger Gedanken kommen … aber diese Dinge brauchen ihre Zeit.»

Dann schließen wir die Augen und versuchen, unsere Gedanken abzuschießen. Zum ersten Mal seit Monaten spüre ich eine gewisse Gelassenheit. Mich stören noch nicht einmal die zahlreichen Gedanken in meinem Kopf. Ich denke in erster Linie: *Ist das Sandelholz oder Jasmin, was ich da rieche?*

Am liebsten würde ich die ganze Meditationssitzung im Vorraum verbringen, aber Isaac erklärt uns, es sei nun an der Zeit, zur Gruppe hinzuzustoßen.

«Sie müssen nicht bis zum Schluss bleiben», sagt Isaac. «Aber wenn Sie bleiben wollen, haben Sie die Möglichkeit, sich am Ende der Sitzung mit den anderen bei einer Tasse Tee auszutauschen.»

Als ich im Meditationsraum die ungefähr zwanzig Leute von

hinten im Schneidersitz so dasitzen sehe, wird mein Mund trocken und mein Puls schneller. Vorsichtig gehe ich Schritt für Schritt zwischen den meditierenden Leuten hindurch und finde schließlich ein Stück Teppich, das noch nicht besetzt ist. Obwohl alle die Augen geschlossen haben, fühle ich mich beobachtet. Jetzt schießen mir die Gedanken mit 160 Sachen pro Stunde in den Kopf. Ich feuere wild auf sie. Wie bei der Schießerei damals am OK Corral. *Ich denke, ich denke, ich denke.* Verdammt, diese Gedanken. *Ich denke, ich denke, ich denke.*

Gerade als sich das Getöse in meinem Kopf langsam verflüchtigt, sagt uns der Lehrer, dass es Zeit für «Gehende Meditation» ist. Die Meditationsjünger erheben sich langsam und schreiten bedächtig in dem kleinen Saal umher wie Silberreiher auf einem Ölteppich. Ich imitiere ihre Bewegungen und erhasche den ein oder anderen Blick aus ihren demütigen Gesichtern. Ich frage mich, ob mein Gesichtsausdruck demütig genug ist. Ich komme mir lächerlich vor.

Wir setzen uns wieder und meditieren weiter. Ich stehe auf und gehe hinaus, wobei ich Sams Schulter streife, damit sie weiß, dass ich gehe. Sie öffnet die Augen und schaut sich um, steht dann auf und folgt mir.

Schweigend holen wir unsere Schuhe und verlassen das Zentrum. Kaum dass wir aus der Tür sind, brechen wir in schallendes Gelächter aus. Ich komme mir vor wie ein frecher Junge, der die Schule schwänzt.

«Gehen wir was trinken?», frage ich.

«Wer geht schon nach der Meditation in die Kneipe?», sagt Sam und hakt sich bei mir unter. «Okay, warum nicht.»

Im Bellevue ist ungewöhnlich viel los für einen Montagabend. Ich gehe zum Tresen, während Sam nach einem Tisch Ausschau hält.

«Wie hat es dir gefallen?», fragt Sam, als ich vom Tresen zurückkomme, in einer Hand ein Glas Wein und in der anderen ein großes Guinness.

«Ich will da nicht mehr hin», sage ich und stelle Sam das Glas Wein hin.

«Was? Mir hat es gefallen. Meiner Meinung nach war es entspannend. Genau das, was wir brauchen.» Sam nimmt einen Schluck Wein. «Warum willst du da nicht mehr hin?»

«Ich habe ständig daran denken müssen, wie wir nach der Meditation mit einer Tasse Kräutertee da herumstehen und uns mit diesen ganzen Leuten unterhalten sollen. Ich wüsste nicht worüber. Ich konnte nicht vernünftig meditieren, weil ich die ganze Zeit überlegt habe, worüber ich reden soll. Und dass ich bestimmt etwas Bescheuertes sagen würde.»

Sam runzelt die Stirn. «Aber du bist immer unter Leute gegangen. Du bist gern unter Leuten. Ich bin diejenige, die nicht gerne unter Leute geht. Ich verlasse mich da immer auf dich.»

«Ich weiß nicht. In letzter Zeit will ich niemanden sehen. Ich will einfach nur zu Hause bleiben und nicht weggehen. Der Gedanke, mich plötzlich mitten in einem Haufen völlig fremder Leute wiederzufinden, macht mir verdammt Angst.»

«Du solltest dir dieses Teil aus dem Arm entfernen lassen. Wirklich. Ganz im Ernst. Es bringt dich ganz durcheinander. Du warst immer extrovertiert. Seit wann willst du nicht mehr unter Leute?»

«Ich bin noch nie gerne unter Leute gegangen», sage ich. Ich weiß, es ist gelogen, trotzdem hört es sich irgendwie wahr an. So, als sei ich schon immer so gewesen. Ich kann mich nicht erinnern, dass es jemals anders gewesen wäre. Vielleicht hat mir Sam eingeredet, ich würde gerne unter Leute gehen, und jetzt merke ich, dass es gar nicht stimmt.

* * *

Die ganze Woche dackle ich hinter Sam her wie ein ausgestoßener Welpe. Am Wochenende gehe ich sogar freiwillig mit ihr Klamotten kaufen.

«Wie gefällt dir diese Bluse?», fragt Sam, während sie mit ausgebreiteten Armen dasteht.

«Gefällt mir. Steht dir wirklich gut. Würde gut zu dem Rock passen, den du von Kookaï hast. Dem Rüschenrock.»

War ich das, der das gerade gesagt hat?

«Hm ... ich wollte sie eigentlich zu Jeans tragen, aber jetzt, wo du's sagst ...»

«Wenn du sie zu Jeans tragen willst, solltest du einen dunkleren Farbton wählen. Warte, ich such dir eine aus.»

«Das ist ja super. Als ob ich meinen persönlichen Modeberater hätte.»

«Willst du mich verarschen?»

«Nein. Es ist nur lustig. Weißt du ... ausgerechnet *du* berätst mich in Kleiderfragen ... wer hätte das gedacht?»

* * *

An jenem Abend kommen Bill und Rita zum Abendessen vorbei. Ich koche Lammkarree mit selbst gemachter Minzsauce und gedünstetem Gemüse.

«Deine rosa Schürze gefällt mir», sagt Rita, als ich das Lamm auf den Tisch stelle.

«Meine Schürze ist in der Wäsche», erkläre ich ihr. Am liebsten würde ich ihr sagen, dass die rosa Schürze Sam gehört, aber das stimmt nicht. Ich bekam sie geschenkt von einer Lehranstalt für Reinigungskräfte, über die ich einen Artikel geschrieben habe. Meine Schürze ist die Ausführung für Männer – blau mit weißen Streifen.

«Hast du an Clint irgendwelche Veränderungen bemerkt, seit er die Hormone bekommt?», fragt Bill Sam.

Bezieht sich das auf die rosa Schürze?, frage ich mich. *Soll das etwa eine Anspielung darauf sein?*

«Er isst kübelweise Ben & Jerry's und unterhält sich mit mir *von Frau zu Frau*. Er geht sogar gern mit mir Klamotten kaufen.»

Alle lachen. Auch ich, allerdings etwas zu laut, etwas zu gezwungen.

«Echt?», fragt Rita. «Stimmt das wirklich?»

«Ja, es stimmt», sagt Sam.

«Jemand Minzsauce? Selbst gemacht.»

«Hast du sonst noch irgendwelche Veränderungen bemerkt?», fragt Rita.

«Er ist total schnulzig und romantisch ... nicht wahr, Clint?» Sam streichelt mir den Nacken. Glättet meine gesträubten Nackenhaare.

«Hast du darauf bestanden, dass er an der Studie teilnimmt?», fragt Rita. «Vielleicht sollte ich das mit Bill auch machen.»

Bill runzelt die Stirn.

«Nein», sagt Sam. «Ich wusste noch nicht einmal, dass er daran teilnimmt. Er erwähnte es einmal, aber nur sehr kurz. Dann hatte er plötzlich diesen riesigen Bluterguss am Arm und benahm sich wie eine Frau.»

«Ach du Scheiße!», sage ich und stehe auf.

«Was ist los?», fragt Sam.

«Die Kartoffeln. Ich hab die Kartoffeln ganz vergessen. Die sind jetzt wahrscheinlich verbrannt ... Entschuldigt mich für eine Minute.»

Ich lasse mir Zeit, um nach den Kartoffeln zu sehen, und sortiere die aus, die etwas zu dunkel sind. Ich finde eine passende Schüssel und spüle sie aus, obwohl sie sauber ist. Ich trockne sie langsam ab. Als ich ins Esszimmer zurückkomme, haben die anderen das Gesprächsthema gewechselt.

Den Rest des Abends schmolle ich still vor mich hin. Als Bill und Rita weg sind, frage ich Sam: «Warum hast du das gesagt? Warum hast du gesagt, ich bin wie eine Frau?»

«Jetzt bleib mal locker. Das war nur ein Witz.»

«Und was glaubst du, wie ich mich dabei fühle?», sage ich und knalle die Spülmaschinenklappe zu. «Jeder meint, er müsse mich verarschen.»

«Ich glaube, du bist mal wieder überempfindlich. Auf jeden Fall bist du derjenige, der immer seine Witze darüber macht. Und jetzt soll ich auf einmal kein Wort mehr darüber sagen dürfen.»

Sam sieht, dass ich echt sauer bin, und legt ihren Arm um mich. «Jedenfalls mag ich unsere Unterhaltungen *von Frau zu Frau*», sagt sie leise.

Halbleer

Februar 2005

Es ist Montagmorgen, und ich bin in der Royal-Free-Klinik, um Dr. Bouloux mitzuteilen, dass ich die Studie abbrechen will. Im vergangenen Monat habe ich mindestens ein Dutzend Mal geheult – einmal wegen eines Werbespots für Campbell-Suppen und einmal beim Anblick eines Hundes, der statt Hinterbeinen Räder unter dem Hinterteil hatte. Ging mein Stimmungsbarometer früher hoch und runter, so ist es jetzt nur noch am Tiefpunkt. Ich will aussteigen.

Gestern Nacht habe ich mich dabei ertappt, wie ich in der Schublade mit meinen Socken die diversen Pillenpackungen durchstöberte, auf der Suche nach einem Medikament, das meine miese Stimmung etwas heben könnte. Ich entdeckte eine alte Packung Amitriptylin, ein Antidepressivum, das mir «off label» gegen Muskelzuckungen verschrieben wurde. Wie die meisten meiner gesundheitlichen Unpässlichkeiten stellten sich auch die Muskelzuckungen als harmlos heraus. Allerdings ließen sie mich nachts wach liegen, sodass mir mein Hausarzt Amitriptylin in niedriger Dosierung verschrieb – 10 mg, die gleiche Dosis, die man Kindern verabreicht, damit sie mit dem Bettnässen aufhören. Ich nahm die Pillen eine Woche lang, setzte sie aber wieder ab, als ich immer mehr unter leichter Reizbarkeit, Schläfrigkeit, Nervosität, trockenem Mund, verschwommenem Blick und Herzklopfen litt. Mit anderen Worten, so ziemlich alles an bekannten Nebenwirkungen. Aber jetzt bin ich verzweifelt. Ich weiß, dass Amitriptylin eigentlich ein Antidepressivum ist. Eines der ersten Generation, ein so genanntes Trizyklikum. Heute verschreibt kaum ein Arzt mehr diese Trizyklika – zumal die neue Antidepressiva-Generation bestens wirkt, sodass die Medikamentenhersteller immer nach neuen Krankheiten für ihre alten Medikamente suchen, in der Hoffnung, noch ein paar zusätzliche Einnahmen aus ihrer Milliardeninvestition ziehen zu können. Das wird als «off label»-Rezept bezeichnet, weil das Medikament gegen eine andere Krankheit verschrieben wird als die, für die es von der zuständigen Gesundheitsbehörde ursprünglich die Zulassung erhalten hat.

Ich drückte vier blaue Pillen aus der Verpackung und spülte sie mit einem Schluck aus der Wasserflasche runter, die neben meinem Bett stand.

«Was machst du da?», fragte Sam, die sich die Bettdecke über den Kopf gezogen hatte. «Fuhrwerkst hier herum wie … Mach das Licht aus.»

Es war halb eins, aber ich hatte keine Bedenken, dass ich verschlafen und meinen Termin verpassen könnte. Nicht bei meiner inneren Uhr, die mich jeden Morgen pünktlich um 5 Uhr weckte.

Jetzt sitze ich im Empfangsbereich der Cockayne-Station und warte auf Helen mit meiner Akte. Nach dem Amitriptylin fühle ich mich, als hätte ich gerade eine Elektroschock-Therapie hinter mich gebracht. Ich sitze gekrümmt auf einem harten Plastikstuhl, mein Rucksack dient mir als Kissen. Meine Zunge scheint am Gaumen festgewachsen zu sein.

«Sie sehen furchtbar aus», sagt Helen.

«Genau so fühle ich mich auch.» Die Worte gehen mir nur schwer und langsam über die Lippen.

«Ich habe Ihre Nachricht erhalten, dass Sie Dr. Bouloux sprechen wollen. Im Augenblick ist er gerade in seinem Sprechzimmer, aber wir können das hier genauso gut erledigen, während wir auf ihn warten», sagt sie und zeigt auf meine immer umfangreichere Akte mit den «negativen Reaktionen».

Ich bin froh, dass ich heute nicht in einen Plastikbecher ejakulieren muss. Ich bekäme noch nicht einmal in einem Harem im Kreis von tausend nackten Sklavinnen eine Erektion. Die Chance, in einer stinkenden Toilette im 12. Stock der Royal-Free-Klinik einen hochzukriegen, ist gleich null.

Als ich Helen die Vorkommnisse der letzten zwei Wochen herunterbete, muss ich mir eingestehen, dass meine Stimme nervig monoton klingt. Ich weiß nicht, ob das am Amitriptylin liegt oder an meiner derzeitigen geistigen Verfassung.

* * *

Erdgeschoss der Royal-Free-Klinik. Helen und ich warten vor Dr. Bouloux' Sprechzimmer. Es gibt dort keine Stühle, und so warten wir im Stehen, vertreten uns etwas die Füße und schweigen. Ich komme mir vor wie früher in der Schule, als würde ich vor dem Büro des Rektors warten. Schließlich verlässt der Patient das Sprechzimmer, und ich werde von Dr. Bouloux mit einer Handbewegung hereingebeten. Helen lässt uns allein.

«Ich höre, Sie haben gewisse Stimmungsschwankungen durchgemacht», sagt Dr. Bouloux und deutet auf den soeben freigewordenen Sessel. «Können Sie mehr darüber sagen?»

«Na ja, ich fange plötzlich an zu heulen ohne besonderen Grund. Ich kann über die Straße gehen oder im Büro aus dem Fenster glotzen, und schon schießen mir Tränen in die Augen … Ich weiß nicht, warum. Ich bin nicht traurig wegen irgendeiner bestimmten Sache. Manchmal überkommen mich die Tränen sogar völlig überraschend.»

«Sonst noch was?»

«Das Interesse an meiner Arbeit ist gleich null. Ich kann mich nicht konzentrieren. Nichts interessiert mich mehr, aber das Schlimmste ist, dass ich überhaupt keine Freude mehr daran habe, mit meinen Kindern zusammen zu sein. Das macht mich echt fertig.»

«Seit wann fühlen Sie sich so?» Dr. Bouloux lehnt sich nach vorne und faltet die Hände.

«Ich weiß nicht. Schwer zu sagen. So ungefähr seit einem Monat. Es hat sich irgendwie schleichend entwickelt. In letzter Zeit allerdings ist meine Stimmung einfach immer nur düsterer geworden. Ich kann scheinbar nicht einmal ...» Meine Gedanken verlieren sich.

Ich verbreite einen beißenden Schweißgeruch. Habe ich heute Morgen geduscht? Ich versuche, mich zu erinnern, aber es ist alles etwas diffus.

«Irgendwelche Selbstmordgedanken?»

«Um Gottes willen, nein.» Ich stutze bei dem Gedanken. *Selbstmord ist was für Feiglinge* hat mein Vater immer gesagt. *Der bequemste Ausweg*.

«Und Sie glauben, dass das etwas mit den Hormonen zu tun haben könnte.»

«Ich weiß nicht, was es sonst sein könnte.»

Dr. Bouloux lehnt sich zurück und verschränkt die Arme. Ich werde das Gefühl nicht los, es gefällt ihm nicht, was er da hört. Ich frage mich, ob wohl viele der Probanden die gleichen Erfahrungen machen. Vielleicht bin ich der Tropfen, der das Fass zum Überlaufen bringt – der Proband, der die Nebenwirkungen statistisch signifikant werden lässt.

«Hatten Sie in der Vergangenheit schon einmal ähnliche Phasen?»

«Nicht dass ich wüsste. Ich bin vielleicht mal niedergeschlagen, wie jeder andere auch, aber normalerweise bin ich ein vorwiegend positiv denkender Mensch. Mit Sicherheit habe ich mich noch nie über einen so langen Zeitraum so schlecht gefühlt. Wenn ich traurig bin, kenne ich in der Regel den Grund dafür. Aber mir fällt absolut kein Grund ein für diese Schwermütigkeit … das heißt, außer den Hormonen.»

«Waren Sie jemals in Therapie?»

Soll ich jetzt lügen? Wenn ich sage, dass ich schon in Therapie war, hört sich das an, als sei ich ein Spinner, und er wird meine derzeitige Verfassung auf Vorfälle in der Vergangenheit zurückführen. Sage ich ihm aber nicht die Wahrheit, bekomme ich möglicherweise nicht die richtige Diagnose. Ich sage wohl besser die Wahrheit.

«Ja, dreimal», sage ich und verschränke die Arme. «Nein, zweimal, genau genommen.»

Dr. Bouloux lehnt sich in seinem Stuhl zurück und wartet auf weitere Ausführungen von mir.

«Ich hatte 20 Jahre lang einen immer wiederkehrenden Albtraum und habe nachts mit den Zähnen geknirscht. Ich wollte unter allen Umständen, dass die Albträume aufhörten. Jedenfalls hat mir jemand die EMDR-Therapie empfohlen. Irgendwas mit Augenbewegungen und so. Ich denke, es ist eine Behandlung, über die man vielleicht streiten kann, aber mir hat sie geholfen. Die Albträume haben aufgehört, und meine Frau sagt, ich fluche nicht mehr im Schlaf.»

Ich weiß nicht, wie Sam mich nachts erträgt. Ich schnarche, ich schwitze, und 20 Jahre lang habe ich im Schlaf «Verpiss dich! Verpiss dich! Verpiss dich!» geschrien. Sam ist wirklich eine Seele von Mensch.

Ich überlege, ob ich Dr. Bouloux etwas über den Ursprung meiner Albträume erzählen sollte, komme aber zu dem Schluss, das geht ihn einen Dreck an. Schließlich ist er Endokrinologe und kein Seelenklempner.

«Außerdem habe ich vor ein paar Jahren unter Hypochondrie gelitten», fahre ich fort. «Mein Hausarzt hatte irgendwann die Nase voll davon, dass ich jeden Tag in seinem Sprechzimmer herumhing, und so schlug er mir vor, einen kognitiven Verhaltenstherapeuten aufzusuchen. Auch das hat funktioniert.»

Verstehst Du? Ich bin geheilt.

Dr. Bouloux macht sich wie ein Wilder Notizen auf einem DIN-A4-Block.

«Aber ich weiß zumindest, warum ich Hypochondrie hatte», sage ich, in der Hoffnung, wieder etwas Boden gutzumachen.

«Tatsächlich?»

«Ja. Mein Vater starb ein paar Jahre zuvor an einer nicht diagnostizierten, rätselhaften neurologischen Krankheit. Zuerst haben wir nicht bemerkt, dass er langsam starb. Er war Alkoholiker. Wir sahen nur, wie er von Tag zu Tag dünner wurde und herumtorkelte und so, und dachten, dass sei eben normal für Alkoholiker. Aber schließlich konnte er nicht mehr sprechen, und uns wurde klar, dass etwas anderes schieflief.»

«Und was wurde bei Ihrem Vater diagnostiziert?»

«Ich weiß es nicht. Meine Mutter erzählte uns, dass der Facharzt nicht wusste, was es war. Es war für alle ein Rätsel. Ich weiß nur, dass er Mitglied bei der Motor-Neuron-Disease-Gesellschaft war. Sie halfen meiner Mutter aus bei der Stundung von Zahlungen und diesen Geschichten.»

«Und Sie hatten Angst, Sie könnten an MND erkrankt sein?»

«Ja, ich habe im Internet die Symptome nachgeschaut. Wie Sie wissen, gehören zu den Frühsymptomen Dinge wie Muskelzuckungen und dass man zunehmend mit den Füßen schleift. Na ja, ich hatte diese Symptome. Ich war davon überzeugt, dass ich sterben würde. Es bedurfte einer ganzen Reihe von Untersuchungen und eines kognitiven Verhaltenstherapeuten, um mich davon zu überzeugen, dass ich in Ordnung war.»

«Und das dritte Mal?»

«Das zählt nicht wirklich. Ich wollte um den Wehrdienst herumkommen. Ich glaube, die Diagnose war Paranoia oder paranoide Schizophrenie. Ich weiß nicht mehr genau. Jedenfalls alles Schwachsinn. Ich war kerngesund.»

«Mm-hm.» Noch mehr Notizen.

Mir wird klar, dass ich wie ein völliger Psycho-Fall rüberkomme, wenn ich auf diese Art und Weise einen kurzen Abriss zur Geschichte meiner psychischen Verfassung gebe. Aber für mich ist das alles völlig logisch. Ich hatte Probleme, ich fand heraus, welcher Art, und ich habe sie in den Griff bekommen. Hat heutzutage nicht jeder seinen Therapeuten? Und wenn nicht, kauft er sich Selbsthilfebücher oder besucht Seminare zur Selbstverwirklichung, flennt vor vollbesetzten Auditorien herum und lässt sich von irgendwelchen Scharlatanen «umprogrammieren». Im Vergleich dazu bin ich geistig voll auf der Höhe.

Dr. Bouloux schaut konzentriert auf seinen Notizblock und runzelt die Stirn. Noch nie habe ich ihn so ernst gesehen.

«Wollen Sie meine Diagnose hören? Ich würde sagen, Sie leiden an einer klinischen Depression.»

Ich versuche zu schlucken, aber mir bleibt die Spucke weg. Stattdessen gebe ich einen seltsamen Hacklaut von mir, wie eine Katze, die einen Fellklumpen auskotzt.

«Helen hat mir erzählt, Sie wollen aus der Studie aussteigen. Ich kann Ihnen natürlich das Implantat entfernen, aber ehrlich gesagt glaube ich nicht, dass das der Grund für Ihre Depression ist.»

Dr. Bouloux meint, dass die Depression von den Hormonen ausgelöst worden sein könnte, es aber angesichts meiner Vorgeschichte wahrscheinlich ist, dass es nur eine Frage der Zeit war, bis die Bombe in mir hochging. Andererseits ist es aber auch möglich, dass die Hormone der Grund für die Depression sind, wenn nämlich viele der anderen Freiwilligen die gleichen Symptome aufweisen.

Aber um das herauszufinden, müssen wir das Ende der Studie abwarten.

«Selbstverständlich haben wir noch nicht einmal die Gewissheit, dass Sie nicht das Placebo bekommen», sagt er, «solange Ihre Daten geheim sind.»

Aha, da ist es also wieder, das Placebo-Argument. Ich hab das längst abgehakt. Vielleicht weil ich einfach davon überzeugt bin, dass ich das echte Medikament bekomme. Das Placebo-Argument hätte ich möglicherweise während der ersten paar Wochen der Studie noch gefressen, aber heute nicht mehr.

Dr. Bouloux macht den Rezeptblock auf seinem Schreibtisch ausfindig und kritzelt etwas darauf.

«Ich setze Sie auf eine Medikamentenkur mit Prozac. Die Dosierung ist niedrig, aber ich möchte, dass Sie heute Abend mit der Einnahme beginnen.» Er reißt das oberste Blatt ab und gibt es mir. «Probieren Sie es aus. Es kann ein paar Wochen dauern, bis es anschlägt, also setzen Sie es nicht gleich ab, wenn Sie sich nicht sofort besser fühlen. Sollte es irgendein Problem geben, rufen Sie mich an – meine Nummer haben Sie. Und wenn Sie sich in ein paar Wochen immer noch gleich fühlen, dann können wir darüber reden, das Implantat herauszunehmen.»

Dr. Bouloux steht auf, und damit ist unser Gespräch beendet.

«Und nicht vergessen – versuchen Sie einfach, das Glas als halb voll zu sehen und nicht als halb leer», sagt er, als ich Richtung Tür gehe.

* * *

Ich ziehe eine Nummer in der Apotheke. 124. Auf der Anzeige steht die 98. Ich komme mir vor wie in *Und täglich grüßt das Murmeltier*.

«Dürfte nicht länger dauern als eine halbe Stunde», sagt mir der

Angestellte an der Medikamentenausgabe, als ich das Rezept einreiche.

Das Wartezimmer hätte William Hogarth sicherlich zu neuen Höchstleistungen inspiriert. Ein alter Mann mit blutdurchtränktem Kopfverband lacht ohne erkennbaren Grund. Gleich daneben streitet sich ein dünner, einbeiniger Mann mit seiner dicken, tätowierten Frau. Anscheinend hat sie eine «Eiterfotze» oder ist eine «Eiterfotze», ich weiß es nicht mehr so genau. Ich halte mich so weit wie möglich von ihnen fern. Ich setze mich neben eine alte Frau, die scheinbar schläft (oder ist sie tot?). Kaum habe ich mich hingesetzt, macht sie mit ihrem Gebiss dieses fürchterliche Schlürfgeräusch. Normalerweise würde ich aufstehen und den Platz wechseln, aber a) habe ich nicht die Kraft dazu und b) sind die wenigen verbliebenen freien Plätze genauso wenig verheißungsvoll wie mein jetziger Platz.

Als ich dieses Krankenhaus zum ersten Mal betrat – zu Beginn der Studie –, war ich topfit und kerngesund. Ich rannte durch die Notaufnahme wie das blühende Leben und versuchte, möglichst nicht die verpestete Luft einzuatmen, diesen Geruch von kranken und sterbenden Menschen. Heute bin ich einer von ihnen. Das System hat mich absorbiert.

Schlürf, macht das Gebiss. *Schlürf, schlürf.*

Ich bin sauer auf mich selbst, weil ich nicht darauf bestanden habe, dass Dr. Bouloux mir das Implantat gleich an Ort und Stelle entfernt. Zumindest würde damit einer der möglichen Gründe für mein psychisches Tief wegfallen. Ich hätte ihm meine seelische Krankheitsgeschichte nicht erzählen sollen. Sie lässt mich wie einen Spinner erscheinen. Bevor mir dieses verdammte Plastikröhrchen implantiert wurde, war ich ein unbeschwerter Mensch. Ich stand in der Blüte meines Lebens.

Schlürf, schlürf.

«Bitte», sage ich und wende mich an die alte Frau neben mir, «können Sie *bitte* einfach nur r-u-h-i-g sein?» Aber ich weiß, es nützt nichts. Sie ist nicht einmal wach.

Ich schaue auf die Anzeige. Zählerstand: 99. Ich presse meine Fingernägel in den Unterarm.

* * *

Als meine Nummer endlich erscheint, bin ich schon alt und grau. Ich bin so dankbar für die Pillen, dass ich dem Apotheker fast die Hand küsse, als er sie mir gibt. Ich kralle meine Packung Prozac und gehe in Richtung U-Bahn-Station Belsize Park. Ich zücke mein Handy und rufe Sam an.

«Was hat er gesagt?», fragt sie. «Hat er das Röhrchen entfernt?»

«Er sagt, ich leide an einer klinischen Depression. Er hat mich auf Prozac gesetzt.»

Schweigen.

«Lass uns darüber sprechen, wenn ich nach Hause komme.»

«Okay», sage ich, «sprechen wir dann darüber.»

Eigentlich sollte ich nach Hause gehen. Ein Riesenberg Arbeit wartet auf mich, aber ich steige unvermittelt an der Station Oxford Street aus der U-Bahn. Wenn ich nicht bald das ein oder andere Manuskript einreiche, verärgere ich langsam einige Redakteure, aber es scheint so, als habe ich jeglichen Antrieb verloren. Es ist, als würde mein Geist meinen Körper aus einer gewissen Entfernung beobachten und sich fragen, warum er diese irrationalen Dinge macht wie auf der Oxford Street dahinzuschlendern, obwohl ich bis zum Wochenende drei Termine einzuhalten habe.

Den Rest des Vormittags verbringe ich damit, im Prêt-à-manger an der Kreuzung zwischen Rathbone Place und Oxford Street herumzusitzen und die vorbeihastenden Fußgänger anzuschauen.

Ich finde es beruhigend, einen heißen Caffè Latte zu schlürfen und diese ganze hektische Betriebsamkeit zu beobachten. Hin und wieder greife ich mir an die Hosentasche meiner Jeans, um mich zu vergewissern, dass meine Pillenpackung noch da ist.

Ich werfe einen kurzen Blick auf meine Armbanduhr. Es ist drei Uhr nachmittags. Wo ist nur die Zeit geblieben? Ich schiebe den letzten Rest meines kalten Caffè Latte beiseite und packe meinen Rucksack. Mir bleibt eine halbe Stunde, um nach Brixton zu kommen, das Auto zu holen und dann zur Schule zu fahren, um die Kinder abzuholen. Das schaffe ich nie.

«Papa, warum laufen wir zur Bushaltestelle?», fragt Liam, als ich ihn von der Schule abhole. «Ist das Auto wieder in der Werkstatt?»

«Uaah!», sagt Abby. «Ich hasse den Bus.»

«Das Auto steht zu Hause», erkläre ich ihm. «Ich hatte in der Stadt etwas zu erledigen und hatte keine Zeit, nach Hause zu gehen und das Auto zu holen.»

«Ich will nicht mit dem Bus fahren», protestiert Abby weiter.

«Ich kauf dir eine Tafel Schokolade. Was hältst du davon?»

«Und was zu trinken. Dr. Pepper!»

«Treib's nicht zu weit.»

Ich nehme ihre kleine, nassgeschwitzte Hand und gehe schweigend in Richtung Bushaltestelle. Ich frage mich, ob sie schlau aus mir werden.

* * *

Sam kommt von der Arbeit nach Hause, schmeißt ihre Tasche neben den Kühlschrank und umarmt mich. Sie misstraut Dr. Bouloux' Diagnose. Jede Frau kennt diese Symptome, wenn man weinerlich und jähzornig ist, sich ungeliebt, altbacken und unsicher fühlt. Und wenn in meinem Körper ein Mangel an männlichen Hormonen und ein Überschuss an weiblichen Hormonen herrscht, könnte ich dann nicht auch diese prämenstrualen Symptome verspüren?

«Du bist immer ein unbekümmerter, optimistischer Mensch gewesen, und dann machen sie dir dieses Teil in den Arm …»

Ich fahre mit dem Daumen der Länge nach über das Implantat. Ist es möglich, dass dieses kleine Stückchen Plastik tatsächlich die Ursache für meine ganzen Probleme ist?

«Vielleicht solltest du dir von Dr. Winter noch eine zweite Meinung einholen», sagt Sam mit Hinweis auf meinen Hausarzt.

Ich schenke zwei großzügige Gläser Wein ein und reiche Sam eines.

«Was ist eine klinische Depression eigentlich genau?», fragt Sam. «Wie unterscheidet sie sich von der Depression im klassischen Sinn?»

«Ich weiß nicht. Ich glaube, es bedeutet einfach eine schwere Depression. Eine Depression, die eine klinische Behandlung erforderlich macht.»

«Und warum hat er das Implantat nicht entfernt? Hast du ihn nicht darum gebeten, es herauszunehmen?»

Ich nehme einen großen Schluck Wein. «Er hat mich irgendwie überredet, es für eine gewisse Zeit weiter zu versuchen. Er sagte, ich solle erst mal abwarten, ob das Prozac wirkt.»

Mir ist klar, wie erbärmlich das klingt, aber im Augenblick bin ich alles andere als ein Kämpfer. Ich bin einfach so fertig, dass ich alles hinnehme, ohne aufzumucken. Und selbst wenn man das Implantat entfernen würde, wäre das keine Garantie, dass die Depression zurückginge. Wie Geschäftsleute mit Vorliebe sagen: Augen zu und durch.

Ich wechsle das Thema. «Ich möchte nicht, dass jemand von meiner Depression erfährt», sage ich. «Ich glaube, das würde alles nur schlimmer machen. Die Leute würden sich mir gegenüber anders verhalten, und ich wäre dann erst recht in der Rolle des Depressiven. Das würde nur einen Teufelskreis verursachen.»

Sam stimmt mir zu.

Ich will früh ins Bett gehen, sodass ich mit der Tabletteneinnahme beginnen kann. Um neun glaube ich, es ist spät genug. Ich drücke die erste gelb-grüne Kapsel aus der Verpackung und spüle sie mit einem kräftigen Schluck Rioja hinunter. Wie immer lese ich die Gegenanzeigen, nachdem ich das Medikament genommen habe. Meine ganze Hoffnung ruht auf dieser Packung Tabletten. Hoffentlich wirken sie, sonst bin ich total im Arsch.

Am nächsten Morgen wache ich um fünf auf. Das Angstgefühl ist immer noch da, aber ich habe auch nichts anderes erwartet. Noch 13 Tabletten, sage ich mir, und alles wird gut.

* * *

«Nehmen Sie Platz», sagt Dr. Winter. «Wo drückt der Schuh?»

Dr. Winter hebt sich von den anderen Ärzten der Palace-Road-Praxis ab. Er trägt einen Pferdeschwanz und hat immer seinen Hund in der Praxis dabei. Der Hund beäugt mich argwöhnisch aus der Ecke des Sprechzimmers. Er bekommt hier alle möglichen Leute zu sehen.

Ich erkläre ihm zunächst meinen Part bei der Studie und gehe dann näher auf das Gespräch von gestern mit Dr. Bouloux ein.

«Ich glaube einfach nicht, dass es sich um eine Depression handeln kann», sage ich. «Aus meiner Sicht gibt es überhaupt keinen Grund, depressiv zu sein. Ich bin glücklich verheiratet. Ich habe drei wundervolle Kinder, die ich liebe … und ich bin nicht suizidgefährdet, nur manchmal überkommt es mich einfach, und ich heule wegen der merkwürdigsten Dinge.»

Der Hund gibt einen Seufzer von sich und legt den Kopf auf die Pfoten. Er sieht deprimierter aus als ich.

«Nicht jeder depressive Mensch ist selbstmordgefährdet», sagt Dr. Winter, «und Depressionen können ohne ersichtlichen Grund entstehen. Wir bezeichnen das als «endogene Depression». Die Gründe für eine endogene Depression sind noch weitgehend unerforscht, aber man nimmt an, dass biologische Zusammenhänge die Ursache sind. Exogene Depressionen werden gewöhnlich von einem einschneidenden Erlebnis verursacht, wie zum Beispiel ein Todesfall oder ... «

«Könnten nicht die Hormone die Depression ausgelöst haben?»

«Es ist erwiesen, dass Hormone Depressionen auslösen können, und natürlich ist es durchaus möglich, dass das bei Ihnen der Fall ist, trotzdem würde ich Dr. Bouloux mit seiner Diagnose Recht geben. Bei Ihnen handelt es sich nicht um einfache Stimmungsschwankungen, sondern wir haben es hier mit einem lehrbuchartigen Fall von klinischer Depression zu tun.»

Dr. Winter lehnt sich in seinem Stuhl zurück und bildet mit seinen Fingern einen Kirchturm. «Wenn ich Sie wäre, würde ich weiter die Tabletten nehmen.»

Ich war davon überzeugt, dass Dr. Bouloux' Diagnose falsch war, aber jetzt bin ich mir da nicht mehr so sicher. Vielleicht bin ich wirklich depressiv. Vor ein paar Jahren, als ich mit großem Interesse unseren Familienstammbaum erforschte, stieß ich auf eine Cousine meines Vaters. Mein Großvater kapselte sich von der Familie ab, als er kurz nach dem Ende des Zweiten Weltkriegs nach Südafrika ging. Er kam nur ein einziges Mal zurück nach England, und das war in den frühen Siebzigern. Sein Abstecher endete damit, dass er sich mit seinen Brüdern am Flughafen prügelte. Es gab viel böses Blut.

Mein Großvater sprach nie über seine Familie. Irgendetwas war vor langer Zeit schiefgelaufen, und es muss so schmerzlich gewesen sein, dass er sich weigerte, darüber zu reden. Aber er war längst tot, und ich wollte unbedingt das Rätsel lösen. Was verschwieg dieser exzentrische, gewalttätige und dennoch sanftmütige Mann? Der Soldat der Royal-Marine-Kommandotruppe, der im Nahkampf japanische Soldaten tötete und dann, Jahrzehnte später, die Mordwaffe (ein selbst gemachtes Stilett) meiner jüngeren Schwester gab. Der Mann, der den Jiu-Jitsu-Lehrer meines Vaters einmal durchs geschlossene Fenster warf, nur weil er dazu in der Lage war. Der ungebildete Londoner Cockney, der sich bessern wollte, der Geigenunterricht nahm, aber schließlich in einem Frustanfall die Geige auf dem Kopf seines Musiklehrers zertrümmerte. Derselbe Mensch, der Yoga praktizierte und der sich jeden Tag sorgfältig eincremte. Der Opa, der seinen Enkeln Zaubertricks vorführte und der uns Geschichten erzählte, wie er aus einem Kriegsgefangenenlager in Burma entkam. Ich war scharf auf die Hintergründe der Geschichte. Und es gab noch etwas. Mein Vater war noch nicht lange tot, und ich wollte herausfinden, ob noch irgendjemand in der Familie an einer unheilbaren neurologischen Krankheit gelitten hatte. Obwohl mir das zum damaligen Zeitpunkt nicht bewusst war, handelte es sich vielleicht um den wahren Grund, warum ich mehr über unsere Familie wissen wollte.

Ich traf mich daraufhin mit der Cousine meines Vaters, Pam, in einem Starbucks Café in der Oxford Street. Ich hatte ein Foto dabei. Es war das einzige Bild von meinem Großvater mit seinen drei Brüdern, das ich besaß. Ich legte das Bild auf den Tisch. Pam lehnte sich nach vorne und klatschte mit der Hand auf das verschlissene Foto.

«Das ist er!», sagte sie. «Mein Gott, das ist er!»

Es stellte sich heraus, dass Pams Vater ein Dreckskerl war. Er missbrauchte seine Frau, und er missbrauchte seine Kinder. Er war ein gewalttätiger, gefühlloser Mensch. Kein Wunder, dass mein Großvater nicht gut mit ihm auskam.

Später kamen wir dann auf das Thema Gesundheit zu sprechen. Ich fragte Pam, ob sie wüsste, ob irgendjemand in der Familie eine unheilbare neurologische Krankheit gehabt hätte.

«Ich weiß nicht», sagte sie. «Ich habe nie von jemandem gehört, der an einer tödlichen neurologischen Krankheit gestorben ist. Die Brüder deines Großvaters sind alle an Krebs gestorben.»

So seltsam es klingen mag, ich war überglücklich. Vielleicht hatte meine Mutter doch recht. Vielleicht war die Krankheit meines Vaters nicht genetisch bedingt.

«Aber ich kann dir sagen, was in der Familie grassiert.»

Ich lehnte mich nach vorne und war gespannt, was sie mir sagen würde.

«Depressionen. Alle litten fürchterlich an Depressionen.»

Wieder überkam mich ein Gefühl der Erleichterung. Zum damaligen Zeitpunkt betraf mich das nicht besonders. Ich führte es auf die Tatsache zurück, dass die Eltern meines Großvaters früh starben und dass sie alle von einem tyrannischen älteren Bruder aufgezogen wurden – Pams Vater. Kein Wunder, dass sie depressiv waren. Jetzt denke ich, vielleicht habe ich doch eine endogene Depression. Die möglicherweise sogar unvermeidbar war. Die Tatsache, dass ich während der Studie depressiv wurde, war reiner Zufall, und ich schreibe der Wirkung die falsche Ursache zu. Eine einfache Verwechslung.

Nachdem die chemische Reinigung meines Vaters pleiteging, hat er tagsüber sehr viel geschlafen. Ich weiß nicht mehr, wie ich diese ständigen Nickerchen damals wahrnahm. Ich war gerade mal zehn Jahre alt. Aber im Nachhinein kommt es mir so vor, als sei er vielleicht depressiv gewesen. Möglich, dass das der Grund dafür war, dass er trank.

Der Wahrheit ein Stück näher

März 2005

Vor ein paar Wochen noch war ich besessen von den möglichen körperlichen Auswirkungen der Hormone. Ich kontrollierte genauestens meinen Haaransatz, stöhnte angesichts der Akne-Stellen auf Schulter und Rücken, machte mir Sorgen wegen meiner Männertitten (*sind das Muskeln oder Fett?*). Inzwischen vermeide ich es gänzlich, in den Spiegel zu schauen. Ich kann mich selbst nicht mehr sehen. Wenn ich in den Spiegel schaue, sehe ich meinen Vater. Und sehe Krankheit, Alter und Tod.

Heute Morgen habe ich das Duschen ausfallen lassen. Ich habe die Jeans und das T-Shirt angezogen, die in einem Berg von Klamotten neben dem Bett lagen. Ich weiß nicht mehr, ob ich mir die Zähne geputzt habe. Mein Kurzzeitgedächtnis ist wie weggeblasen.

«Ich hasse Regen», sage ich, als ich mit dem Wagen nach Brixton Hill unterwegs bin.

Abby sitzt auf dem Vordersitz. Von ihrem Kopf, eingewickelt in einen riesigen rosaroten Schal, ist fast nichts mehr zu sehen. Sie dreht sich zu mir und wirft mir einen missbilligenden Blick zu.

«Was ist?», frage ich und ahne bereits ihr vernichtendes Urteil.

«Wie kannst du Regen *hassen*?», sagt sie. «Ohne Regen gäbe es keine Flüsse. Bäume und Tiere würden nicht wachsen.» Sie stößt einen Seufzer aus. «Ohne Regen wären wir nicht am Leben!»

Meine ganze Erziehung war umsonst. Mit fünf Jahren ist Abby klüger, als ich es jemals sein werde. Ich hole tief Luft und blinzle, um meine feuchten Augen wieder klar zu bekommen. Ich wünschte, die verdammten Tabletten würden endlich anschlagen.

«Du hast recht, Abby. Ich hasse Regen nicht wirklich. Ich weiß auch nicht, warum ich das gesagt habe.»

Ich schalte das Radio an und stelle Abbys Lieblingssender ein: Classic FM. «Baby-Musik» nennt sie das immer.

Oben in Brixton Hill ist kaum Verkehr, und so könnte ich rein theoretisch nach links abbiegen, aber es geht nicht. Ein Busfahrer hat beschlossen, mit seinem Bus genau auf der durchgezogenen Linie anzuhalten. Und dort wird er die nächsten fünf Minuten stehen und meine «Abbiegespur» blockieren.

«Wichser!», brülle ich und übertöne dabei Elgars «Pomp and Circumstance».

«Du schuldest mir 50 Pence», sagt Abby.

«Tut mir leid, Abbs.»

Liam sitzt auf dem Rücksitz und schweigt.

Ich freue mich schon auf die Zeit, wenn wir auf dem Weg zur Schule wieder quatschen und lachen. Abby und ich haben immer bei offenem Fenster und so laut wir konnten «The Bare Necessities» gesungen. Liam hat sich dann immer aus Verlegenheit im Sitz verkrochen. Und heute mache ich nur noch den Mund auf, wenn ich jemanden anbrülle, weil er einen Scheiß zusammenfährt. Für jedes Schimpfwort brummt mir Abby eine Strafe von 50 Pence auf. Ihr kleiner Geldbeutel ist schon rappelvoll mit Münzen.

* * *

Mein Tag verläuft meist nach dem gleichen Schema. Ich bringe die Kinder zur Schule, gehe einkaufen, komme nach Hause, schalte den Computer an und fange an zu arbeiten. Um drei Uhr nachmittags springe ich ins Auto und brause zur Schule. Ich hole die Kinder ab, fahre nach Hause und mache Abendessen. Um sechs kommt Sam heim. Normalerweise bin ich dann gerade mit dem

Kochen fertig, oder das Essen steht schon auf dem Tisch. So läuft das jeden Tag.

Sam kommt nach Hause. Ich sitze am Computer.

«Hallo», sagt sie und streckt kurz den Kopf durch die Tür. «Was gibt's zum Abendessen?»

Abendessen?

«Scheiße! Das hab ich total vergessen.» Ich springe von meinem Stuhl auf und gehe schnurstracks in die Küche. Ich mache den Kühlschrank auf und gucke hinein. Gähnende Leere. Ich habe nicht nur vergessen, Abendessen zu machen, ich habe auch vergessen, etwas zum Abendessen einzukaufen. Wie konnte das passieren?

Ich hüpfe ins Auto und fahre runter zum Supermarkt. Ich schnappe ein paar Zutaten für ein Stir-Fry. Ist schnell und einfach zubereitet.

Wir essen spät zu Abend, Abby müsste eigentlich schon seit einer halben Stunde im Bett sein.

«Ist das Tofu?», fragt Juliette und hält ihre Gabel hoch.

«Nein», sage ich ihr. «Das ist Hühnchen.»

«Papa, ich bin Vegetarierin. Und das seit etwa fünf Jahren.»

«Ach ja, stimmt, tut mir leid.» Ich lege Messer und Gabel hin. «Soll ich dir ein Omelette machen?»

«Nicht nötig. Ich picke einfach das Hühnchenfleisch heraus.»

«Wirklich? Weil ...»

«Nein Papa, echt, bleib sitzen. Ist schon in Ordnung.»

Seitdem die Depressionen angefangen haben, vergesse ich manchmal Dinge, alltägliche Dinge, die eigentlich fest in meinem Kopf verankert sein müssten. Einkaufen. Die Kinder von der Schule abholen. Abendessen kochen. Wenn Sam mir nicht gesagt hätte, dass kein Abendessen auf dem Tisch steht, hätte es durchaus sein können, ich hätte den ganzen Abend lang geglaubt, die Kinder hätten zu Abend gegessen.

Dieses Gefühl, wenn du in ein Zimmer gehst und dich fragst, was du hier eigentlich wolltest, dieses Gefühl überkommt mich jetzt ständig: wenn ich Auto fahre, wenn ich die Straße hinuntergehe. Manchmal wähle ich eine Nummer, höre einen Klingelton und dann eine Stimme, die «hallo» sagt, muss aber wieder auflegen, weil mir völlig entfallen ist, wen ich gerade angerufen habe oder warum. Neulich bin ich auf der Post 15 Minuten lang angestanden. Als ich schließlich an der Reihe war, habe ich den Schalterbeamten hinter der dicken Glasscheibe nur mit einem leeren Blick angestarrt.

«Ja? Was kann ich für Sie tun?», fragte der Mann schließlich.

«Ich habe vergessen, warum ich hergekommen bin», antwortete ich und ging wieder weg, wobei ich spürte, wie meine Ohren langsam rot wurden. Sämtliche Augenpaare in der Warteschlange waren auf mich gerichtet.

Erst ein paar Stunden später fiel mir wieder ein, dass ich auf der Post meinen staatlichen Sozialversicherungsbeitrag bezahlen wollte. Ich musste mich nochmal in die Schlange stellen, dieses Mal hatte ich mit schwarzer Tinte «Sozialversicherung» auf meinen Handrücken geschrieben.

* * *

Wenn die Welt einstürzt, dann beängstigend schnell. Noch vor ein paar Monaten strotzte ich vor Arroganz und Angeberei, heute bin ich ein jämmerliches, wehleidiges Wrack. Ich bin leer, ich bin erledigt. Und was noch schlimmer ist, mein Zustand ist ansteckend. Ich ziehe alle runter. Ich bin das Gegenteil von König Midas. Alles, was ich anfasse, verwandelt sich in Scheiße. Wie kann jemand meine Gesellschaft ertragen, wenn ich das noch nicht einmal selbst kann?

Dabei bemühe ich mich tatsächlich. Wenn mir danach ist, ins

Bett zu gehen, zwinge ich mich, aufzubleiben und mit meiner Familie zusammenzusein. Auch Sport ist wichtig. Obwohl ich meine von Testosteron getriebene Kampfeslust längst verloren habe, zwinge ich mich nach wie vor, einmal pro Woche zum Krav Maga zu gehen. Jeden Abend nehme ich meine Prozac, zähle die leeren Vertiefungen in der Verpackung und frage mich, wann es endlich anschlägt.

Das Einzige, was mich scheinbar aus meiner Depression reißt, wenn auch nur vorübergehend, ist das Krav Maga. Ich habe festgestellt, dass es mich geistig derart in Anspruch nimmt, wenn ich versuche, Schläge auf die Nase und Tritte gegen die Leiste abzuwehren, dass ich all meine sonstigen Sorgen vergesse. Groß- und Kleinhirn nehmen sich eine Auszeit, und das limbische System (das reptilische Gehirn) übernimmt – nun gut, das ist auf jeden Fall meine Theorie. Im Zen-Buddhismus werden die Neulinge manchmal vom *roshi* erfasst, sodass sie eine Bewusstseinsstufe erreichen können, das *samadhi*, auf der sie die eigene Schwere vergessen. Genauso fühle ich mich, wenn ich beim Sparring einen Schlag einstecken muss. Ich vergesse meine Schwere. Leider hält der Effekt nicht ewig an.

Ich habe niemandem davon erzählt, dass ich unter Depressionen leide; weder meiner Familie noch meinen Freunden. Nur Sam und zwei Ärzte wissen, was Sache ist. Ich glaube auch nicht, dass meine Kinder etwas ahnen. Natürlich müssen sie mitbekommen haben, dass ich zurzeit viel reizbarer und wortkarger bin als sonst, aber sie schreiben das wahrscheinlich meinem Job zu. Meine Launen schwanken in der Regel mit meinen Abgabeterminen.

Es ist verblüffend, wie einfach es ist, etwas geheim zu halten. Ich kann lächeln und Smalltalk machen, aber es hat seinen Preis. Später fühle ich mich hundemüde und bin kaum in der Lage, aufrecht zu sitzen. Vielleicht wegen der Anstrengung, die ich unternehmen muss, um normal zu erscheinen. Aber ich glaube, bis jetzt hat noch niemand etwas gemerkt.

Eines Abends allerdings sieht mich Abby auf dem Sofa herumlümmeln. Sie legt ihre kleinen Arme um meinen rechten Arm und lehnt den Kopf an mich. Ich will ihr Haar streicheln, aber ich bin zu schlapp. Sie bleibt eine halbe Stunde so sitzen, springt dann auf, ohne ein Wort zu sagen, und geht in ihr Zimmer, um zu spielen. Ihr Verhalten hat mich überrascht. Normalerweise will Abby mit mir kämpfen oder mich optisch «verschönern» (sie verpasst mir dann immer eine Frisur, die sie «Löwenmähne» nennt – ihre Spezialität).

Ich versuche, gesellig zu sein, aber es ist anstrengend. Neulich traf ich im Pavement Café in Clapham Sam und eine alte Freundin von ihr, Angie.

«Wie geht es dir?», fragte Angie, als ich meinen Stuhl an den Tisch rückte.

«Danke, gut», sagte ich. Sofort beschlich mich der Verdacht, Sam hätte ihr etwas über meine Depression erzählt.

Angie ist eine von Sams engsten Freundinnen, und deshalb glaube ich, dass sie über Dinge reden, die … wie soll ich sagen? Eine Herzensangelegenheit sind. Persönliche Dinge eben.

«Hast du es ihr erzählt?», fragte ich Sam anschließend, als wir zum Auto gingen.

«Was erzählt?»

«Das mit meiner Depression.»

«Nein. Du hast mich gebeten, niemandem etwas zu sagen, erinnerst du dich?» Sam schien eingeschnappt zu sein.

«Ich dachte nur, vielleicht müsstest du dir deinen Kummer von der Seele reden. Was ich absolut verstehen könnte. Ich weiß, dass es Dinge gibt, über die ihr redet, die …»

«Ich habe ihr nichts erzählt.»

Wir stiegen ins Auto. Sam ließ den Motor an.

«Ich habe Angie und Andy für Samstag zum Abendessen eingeladen», sagte Sam und schaut in den Rückspiegel. «Ich hoffe, das ist okay.»

«Klar», sagte ich, aber ich machte mir Sorgen, ich könnte in einer dieser Stimmungen sein, wo ich nichts zu sagen hätte. Und in letzter Zeit kommt es mir so vor, als ob ich tatsächlich nichts zu sagen habe. «Ich koche.»

Ich koche ein orientalisches Lachsgericht mit Reis und gedünstetem Pekingkohl. Wenn ich koche, werde ich oft ungeduldig. Schließlich möchte ich bei der Unterhaltung im anderen Zimmer auch dabei sein. Ich möchte nichts verpassen. Aber heute Abend bin ich dankbar, in der Küche zu sein. Ich schneide den Ingwer und Knoblauch klein und lasse mir dazu reichlich Zeit. Ich schneide den Lachs peinlich genau in exakt gleich große Würfel, sodass jedes Stück die Größe eines Bissens hat. Schließlich ist das Essen fertig, und ich habe keine Ausrede mehr, in der Küche zu bleiben.

Alle machen mir Komplimente fürs Essen.

Wir reden über die Kinder. Wie schwierig Teenager manchmal sind. Ihr Sohn ist im gleichen Alter wie unsere älteste Tochter, Juliette. Die beiden sind seit dem Kindergarten miteinander befreundet. Wir erzählen uns «Kriegsgeschichten»: Geschichten, als wir gefoppt, angeschwindelt und belogen wurden. Wir sprechen über Strategien, wie man mit ihrem Fehlverhalten am besten umgeht. Wir erinnern uns unweigerlich an unsere eigenen Teenagerjahre und was für Rabauken wir damals waren. Es ist immer ein Trost, die Gewissheit zu haben, dass wir viel, viel schlimmer waren. Hoffen wir zumindest.

Dann folgt eine Gesprächspause. Angst überkommt mich.

«Wie läuft die Studie?», fragt Angie.

Ich erzähle ihr von den Stimmungsschwankungen. Wie sie immer schlimmer werden.

«Soll ich ihnen den Rest der Geschichte auch noch erzählen?», frage ich, Sam zugewandt.

«Warum nicht? Hier bist du in guten Händen.» Angie und Andy sind beide Psychologen. «Ich hole den Nachtisch.»

Was denke ich mir bloß? Vielleicht verspreche ich mir davon einen Rat für die beste Therapie gegen Depressionen oder die neuesten Theorien über ihre Ursachen; stattdessen steht Angie auf, kommt zu mir herüber auf die andere Seite des Tisches und umarmt mich ganz fest. Tränen laufen ihr übers Gesicht.

«Ich weiß ganz genau, was du gerade durchmachst», sagt sie. «Mir ging es damals genauso.»

Sam kommt aus der Küche zurück und muss feststellen, dass die Stimmung merklich umgeschlagen hat. Ich habe alle auf mein Stimmungslevel heruntergezogen und erfolgreich zunichte gemacht, was ein schöner Abend zu werden versprach.

Beim Nachtisch erzählt uns Andy, dass auch er Antidepressiva genommen hat und zurzeit in Therapie ist. Für mich ist es ein Schock und dennoch Trost zugleich. Ein Schock, weil ich das Leid von mir nahe stehenden Leuten gar nicht bemerkt habe, und Trost, weil ich nicht der Einzige bin, der psychische Probleme hat.

Der Abend klingt ruhig aus. Andy und Angie gehen, und ich bleibe mit Sam zurück, die alles andere als zufrieden aussieht. Ich weiß genau, warum sie sauer ist. Ich habe ein Mordsgedöns gemacht, dass sie niemandem von meiner Depression erzählt, und dann versaue ich kurzerhand einen ansonsten schönen Abend, nur weil ich etwas Aufmerksamkeit erheischen will. Ja, das trifft wohl den Kern der Sache. Ich wollte Aufmerksamkeit. Ich wollte mich in meinem Selbstmitleid suhlen, nur für kurze Zeit.

Ich lege meine Hand auf Sams Schulter, aber sie weist mich brüsk ab.

«Was ist los?», frage ich.

«Nichts ist los.»

Schweigend bestücken wir die Spülmaschine, schweigend putzen wir die Zähne und schweigend steigen wir ins Bett. Den Rest der Nacht liegen wir Rücken an Rücken, zwischen uns liegen Welten.

Irgendwann morgens kurz nach drei fällt mir ein, dass ich meine Tablette nicht genommen habe. Im Dunkeln mache ich die Packung in meiner Nachttischschublade ausfindig und schlucke eine Tablette. Ich lasse mir die Vorkommnisse des vergangenen Abends noch einmal durch den Kopf gehen, immer und immer wieder.

Irgendwann später werde ich von der Musik aus dem Radio geweckt. Ich schnappe den Wecker und halte ihn dicht vor meine verpennten Augen: 6.30 Uhr. Ja! Zum ersten Mal seit Monaten bin ich nicht um fünf aufgewacht. Vielleicht fangen die Tabletten endlich an zu wirken. Wurde auch langsam Zeit.

Wegweisend

März 2005

Ich habe die Schule so ziemlich von Anfang bis zum Ende gehasst. Aber es gab einen Tag, der alles weit überstrahlte; der Tag, an dem unser Englischlehrer mit der Klasse die Gedichte von Sylvia Plath durchnahm. Das Gedicht hieß «Daddy». Das Rührendste und Traurigste, was ich jemals gelesen hatte. Der Lehrer erklärte uns, dass Plath an Depressionen gelitten und Selbstmord begangen hatte; sie hatte sich mit Gas vergiftet. Später stellte ich fest, dass alle meine Lieblingsschriftsteller depressive Phasen hatten: F. Scott Fitzgerald, Ernest Hemingway, Virginia Woolf, Jack Kerouac und John Kennedy O'Toole. Ich wollte unbedingt ihren Schmerz in mir spüren. Es würde mir helfen, herausragende Prosa zu schreiben. Die Leute würden meine Texte lesen und weinen.

Heute bin ich Autor und zudem depressiv, aber anstatt mein Meisterwerk zu verfassen, schreibe ich ein Kinderbuch, das erklärt, wie Sachen wie ein Laptop oder ein Laserdrucker funktionieren. Ich habe gerade eine Doppelseite über das Schweizer Armeemesser fertig gestellt und noch bis Montag Zeit für eine weitere Doppelseite über Klebstoff, nur kann ich meine Apathie nicht lange genug abschütteln, um die Notizen aus dem Briefing zu Ende zu lesen.

Betroffene beschreiben Depressionen wie eine schwarze Wolke, die zu ihnen hinabsteigt. Die sie nicht mehr objektiv über Dinge urteilen lässt. Durch ihre polarisierte Sichtweise sehen sie an allem nur die schlechte Seite. Es ist eine fehlerhafte Sicht der Dinge. Für mich jedoch ist Depression gleichbedeutend mit absoluter Sehschärfe. Die dunkle Wolke steigt auf, und man sieht die Welt in ihrer ursprünglichen Hässlichkeit, ihrer wahren Ausprägung. Alles ist sinnlos. Eine andere Sprache zu lernen. Einen Abschluss zu machen. Befördert zu werden. Die Welt kennenzulernen. Wozu? Für die Maden macht das keinen Unterschied.

Manche Leute glauben an ein Leben nach dem Tod, auf das sie sich freuen, aber das ist nur eine weitere Lüge, damit sie nicht völlig bekloppt werden. Andere Leute stürzen sich wie wild in die Arbeit. So sehr, dass sie keine Zeit haben, um kurz aufzuschauen und die Stromschnellen zu erkennen, die sich in der Ferne bedrohlich auftun.

In meinem depressiven Zustand will ich mit niemandem reden, weil ich mir nie sicher sein kann, was die Leute wirklich denken oder fühlen. Ich wundere mich über die Motivation der Leute. Wahre Kommunikation ist so gut wie unmöglich. Ich muss immer an Ronald Laings Worte denken: *Ich kann Deine Erfahrungen nicht machen. Du kannst meine Erfahrungen nicht machen. Wir sind beide unsichtbare Menschen. Jeder Mensch ist für den anderen unsichtbar.* Also sitze ich schweigend da. Ein unsichtbarer Katatoniker.

Aber ich muss es weiter versuchen. Und sei es nur deshalb, weil ich die Wirkung sehen kann, die ich auf die Menschen habe, die ich liebe.

Gestern Abend habe ich eine Presseveranstaltung der British Telecom im Ye Olde Cheshire Cheese-Pub in der Fleet Street besucht. Ich war nur wegen des Freibiers und ein bisschen Gesellschaft da. Aber was für ein Reinfall. Nach einem Bier bin ich wieder gegangen.

Wenn du zu diesen Veranstaltungen kommst, versuchen die PR-Leute, dich mit jemandem aus der Firma zusammenzubringen – was natürlich ihr Job ist. Aber anstatt dich in der großen Runde einzuführen, die sich prächtig amüsiert, bringen sie dich mit irgendeinem Typen zusammen, der unbeholfen alleine herumsteht. Selbstverständlich gibt es einen Grund, warum er alleine herumsteht, und dieser Grund wird in der Regel nach 30 Sekunden Unterhaltung offensichtlich.

Ich wurde einem grauhaarigen alten Typen mit einem schlechtsitzenden Anzug vorgestellt. Seine Leidenschaft waren Netzwerke. Er fing an, darüber herumzuschwafeln, dass er seine Leute in IP neu schulen müsse, weil «jeder IP will». Während seines langen Monologs – der eine Menge Abkürzungen enthielt, die ich noch nie gehört hatte – bewegte er nicht ein einziges Mal seinen Kopf, der wie eingefroren auf seinem schildkrötenähnlichen Hals zu sitzen schien. Als mein krampfhaftes Grinsen langsam zu schmerzen begann, entführte mich ein PR-Mensch kurzerhand, um ein Demo anzuschauen.

Irgendein Designer hatte ein Gerät entwickelt, das aussah wie ein Stein und «glühendes Licht» ausstrahlte. Er erklärte, wie es über einen WiFi-Link mit einem Laptop oder PC verbunden war. Jede Information, die man abrufen wollte, konnte umgewandelt werden in Farbmuster und auf dem Stein sichtbar gemacht werden. «Wenn Ihre Mutter mit Alzheimer vergessen hat, das Gas abzudrehen, können Sie den Stein so programmieren, dass er rot leuchtet», sagte er. «Wenn Sie eine neue E-Mail erhalten haben, kann er eine andere Farbe oder ein anderes Muster annehmen.» Für den Fall, dass wir uns fragen sollten, was Sinn und Zweck der Sache sei, erklärte er uns: «Das Gerät ist wegweisend.» Ich konnte allerdings nichts dergleichen erkennen. Für mich sah es eher aus wie die superschlaue Erfindung eines Strebers für «Jugend forscht». Was für Ansprüche sollte ich eigentlich haben? Eine steinförmige Lavalampe zu besitzen, die mir sagt, wenn meine Mutter mit Alzheimer gerade das Haus in die Luft jagt? Am liebsten hätte ich gebrüllt: *Wir werden alle sterben! Die Minuten verrinnen. Du vergeudest mein wertvolles Leben!*

Ich erinnerte mich an Dr. Bouloux' Worte: «Versuchen Sie einfach, das Glas als halb voll zu sehen und nicht als halb leer.» Ich habe es versucht, aber es hat nichts genützt. Obwohl das Prozac meinem Schlafrhythmus zugute kam, heule ich immer noch wegen nichts.

Ich wandte mich dem jungen Journalisten zu, der neben mir stand, und sagte mit gedämpfter Stimme: « Wenn meine Mutter mit Alzheimer das Gas angelassen hat und mir die Felle davonschwimmen, dann will ich schon etwas schriller alarmiert werden, zum Beispiel durch eine Alarmanlage im Auto oder einen Elektroschock. Einen dezent leuchtenden Stein könnte ich leicht übersehen. Das ist viel zu lasch.»

Der junge Journalist schaute mich an, als hätte ich gerade gefurzt.

«Das Gerät ist *wegweisend*», schnaubte er. «Alle wollen eins.»

Ich hatte genug, machte irgendwelche Ausflüchte und ging. Am Ausgang bekam ich eine kleine rote Geschenktüte. Ich überlegte, sie im nächstbesten Mülleimer zu entsorgen. In Brixton gab es mit Sicherheit genug Leute, die etwas Wertvolles in der Tüte vermuteten und mich deswegen auf offener Straße überfielen. Allerdings hätte ich zu gerne ihren Gesichtsausdruck gesehen, wenn sie merkten, dass sie gerade ein Mini-Törtchen und eine Pressemitteilung über einen glühenden Stein geklaut hatten. Wie viel Crack kriegt man dafür?

Ich weiß noch nicht einmal, ob es der Mühe wert ist, gesellig sein zu wollen. Es ist derart anstrengend, und scheinbar mache ich irgendwas falsch. Zuerst dachte ich, wenn ich lange genug *so tun* würde, als sei ich normal, würde ich schließlich wieder normal *werden*, aber diese Rechnung scheint nicht aufzugehen. Was, wenn ich zu guter Letzt alle meine Freunde und die Leute verprelle, mit denen ich beruflich zu tun habe? Vielleicht sollte ich etwas Schadensbegrenzung betreiben und in meiner Abstellkammer bleiben.

Fast den ganzen Tag war ich in einer widerwärtigen Stimmung. Alles nervte mich, selbst die kleinste Kleinigkeit. Wahrscheinlich ist es das Beste für mich und den Rest der Familie, wenn ich einfach ins Bett gehe. Es ist halb neun. Ich verkrieche mich unter der Decke und versuche, meine Gedanken auszublenden. Immer wieder schlafe ich ein und wache wieder auf. Später irgendwann kommt Sam hoch ins Schlafzimmer. Sie sieht mich daliegen in voller Montur, eingewickelt in die Decke wie ein Würstchen im Teigmantel. Sie sagt etwas, das ich nicht verstehe. Sie scheint sauer zu sein. Dann höre ich sie sagen: «Ich halte das nicht mehr lange aus», bevor sie zurück nach unten geht.

Ich weiß, ich sollte gesprächiger sein. Ich sollte es Sam sagen, wenn ich down bin. Ich sollte ihr sagen, warum ich an einem Freitagabend um halb neun ins Bett gehen muss, dem einzigen Abend in der Woche, den wir immer zusammen verbringen. Sie wird Verständnis dafür haben.

* * *

Am nächsten Morgen wachen Sam und ich früh auf. Ich habe ausnahmsweise keinen dicken Kopf vom vielen Wein am Abend zuvor. Sam schlägt vor, in Clapham frühstücken zu gehen und danach einen Spaziergang zu machen. Juliette wird sich um die Kleinen kümmern. Sie ist fast sechzehn.

«Glaubst du, die Tabletten wirken?», fragt Sam, als wir nach dem Frühstück durch den Park laufen.

«Dr. Bouloux meint, ich solle ihnen noch eine Woche geben. Manchmal brauchen sie etwas länger, bis sie anfangen zu wirken.»

«Es ist nur … es scheint dir schlechter zu gehen.»

Es geht mir schlechter. Viel schlechter.

«So habe ich dich noch nie gesehen. Ich wünschte, du hättest mir gesagt, dass du an der Studie teilnimmst. In deinem Artikel hast du geschrieben, dass du mit mir im Vorfeld darüber gesprochen hast, aber das hast du nie gemacht. Du hast mich nie gefragt, was ich davon halte. Du hast es einfach durchgezogen.»

Schweigend gehe ich weiter. Schuldgefühle plagen mich.

Fast normal

April 2005

Richard Ashcroft hat sich geirrt. The drugs *do* work! Die Tabletten wirken *doch*! Ich bin wieder normal ... okay, fast. Jetzt muss nur noch meine Libido zurückkommen. Genau genommen scheint sie sich sogar noch weiter in die dunklen Tiefen meiner Psyche verkrochen zu haben.

Man sagt, dass Männer alle 20 Sekunden an Sex denken. Ich denke überhaupt nicht an Sex. Keinen Deut. Die Tabletten haben aus mir einen Kastraten gemacht. Der Vorteil ist, dass ich mich auf meine Arbeit konzentrieren kann. Ich bin beflissen und voll bei der Sache. Ich bringe an einem Tag 2000 Wörter zu Papier – Recherche, Interviews, das volle Programm.

Inzwischen rufen mich Redakteure wieder an: *Wir brauchen unbedingt einen Artikel für die Gesundheitsseiten bis morgen. Glauben Sie, Sie finden da was?* PR-Agenturen rufen an, bieten mir Exklusivrechte an und laden mich in teure Restaurants zum Mittagessen ein. Nach einer langen Durststrecke bin ich wieder zurück im Geschäft.

Am Montagmorgen rief eine Frau von Midas PR an und bot mir eine kostenlose ärztliche Beratung bei Doktor Mosaraf Ali an, einem «Spezialisten für ganzheitliche Therapien», der zu seinen Klienten, wie mir gesagt wird, unter anderem Prinz Charles, Michael Caine und Andrew Lloyd-Webber zählt. Nicht gerade Leute, die den Eindruck von Vitalität heraufbeschwören, aber ich nehme an, dass die PR-Leute versuchen, das Image des Mannes aufzupolieren und mich von der Tatsache abzulenken, dass er bei der Britischen Ärztekammer als Arzt nicht zugelassen ist.

Ich nahm das Angebot an, weil ich scharf auf eine ärztliche Behandlung war, egal ob ganzheitlich oder nicht. Vielleicht kann er mir ja etwas für meinen Sexualtrieb verschreiben. Dr. Alis Praxis ist in der New Cavendish Street. Sie ist nicht so eindrucksvoll, wie ich mir das vorgestellt hatte. Der blaue Teppich auf der Treppe ist abgetreten, und man sucht vergeblich nach den Rokoko-Schnörkeln, wie man sie an den Praxen in der Harley Street um die Ecke findet.

Dr. Ali erscheint verspätet zu unserem Termin, entschuldigt sich aber nicht.

«Erzählen Sie mir über sich», sagt er, als ich vor seinem überdimensionalen Schreibtisch Platz nehme.

Wo soll ich anfangen? Soll ich ihm erzählen, dass ich an einer klinischen Studie zur Erprobung der Pille für den Mann teilnehme? Soll ich ihm erzählen, dass ich zurzeit Prozac nehme? Oder fange ich früher an? Soll ich ihm erzählen, dass mir meine Mutter im Alter von sechs Jahren das Astralreisen beigebracht hat und meine seelischen Narben der Beweis dafür sind?

«Wie viel trinken Sie?», fragt Dr. Ali unvermittelt.

«Gestern Abend habe ich ein paar Biere getrunken … aber das kommt selten vor. Normalerweise trinke ich Wein.»

«Trinken Sie viel?»

Ich denke immer noch darüber nach, ob eine Flasche Wein am Abend viel ist, als Dr. Ali mich auffordert, mein Gesicht im Spiegel zu betrachten. Ich stehe auf und begutachte meine Visage in dem großen Spiegel mit Goldrahmen, der an der Wand hängt.

«Sehen Sie die roten Stellen hier auf den Wangen und der Nase? Für mich ein untrügliches Zeichen, dass Sie viel trinken.»

Meine Wangen und meine Nase sind leicht gerötet, aber schließlich ist es draußen eiskalt und hier drinnen sehr warm.

«Zeigen Sie mir Ihre Zunge.»

Ich strecke die Zunge heraus.

«Sehen Sie dieses graue Zeug auf Ihrer Zunge? Das bedeutet, Sie nehmen zu viel Hefe zu sich. Und die Röte seitlich zeigt mir, dass Ihre Nahrung zu viel Säure enthält.»

Dr. Ali sagt mir, ich solle Zitrusfrüchte, Mangos, Ananas, Nüsse, Marmite, Curry, Chili, Brot, Bier, Wein, Käse und Pilze meiden. Mit anderen Worten, all das, was ich am liebsten esse. Was soll überhaupt so schlimm sein an einer belegten Zunge und einer roten Nase? Zumindest bin ich gut gelaunt, jetzt, wo sich mein Serotoninspiegel wieder normalisiert hat.

Dr. Ali stellt mir ein «Rezept» aus für ein Ayurveda-Mittel, das ich einen Stock tiefer in seiner Apotheke bekommen kann, irgend so ein bitteres Pulver, das ich jeden Abend vor dem Schlafengehen nehmen soll. Ich überlege, ob ich ihn fragen soll, ob er mir ein Ayurveda-Mittel verschreiben kann, das meine Libido steigert, verwerfe den Gedanken aber wieder.

* * *

«Ist meine Nase rot?», frage ich Sam am Abend.

«Nein. Warum?»

«Egal.»

«Was ist das?», fragt Sam und hält zwei Packungen graues Pulver hoch.

«Ein Ayurveda-Mittel.»

«Wofür?»

«Für meine belegte Zunge und meine rote Nase.»

Sam lacht. «Du willst das Zeug aber nicht im Ernst nehmen, oder?»

«Nee. Schmeiß es weg.»

* * *

Morgen muss ich eine Blut- und eine Samenprobe abgeben. Außerdem wird meine Prostata untersucht. Und um mein Glück vollkommen zu machen, schickt die Zeitschrift *ZeitWissen* eine Fotografin vorbei, um das Ganze im Bild festzuhalten für einen Artikel, den ich für die Zeitschrift geschrieben habe.

Ich verspäte mich zu meinem Termin. Sibilla, die Fotografin deutsch-italienischer Abstammung, erwartet mich schon im Untersuchungszimmer. Sie erklärt mir, dass sie lieber Bilder im Reportage-Stil macht, sodass ich für nichts posieren muss, was eine Erleichterung für mich ist.

Helen nimmt mir Blut ab, ermittelt Gewicht, Größe und Blutdruck (gesunde 129/85). Sibilla fotografiert drauflos.

«Bleibt nur noch eins, bevor Dr. Bouloux Sie untersucht», sagt Helen, «und zwar die Probe abliefern.» Sie schaut Sibilla an, als würde sie sagen, wir sollten jetzt den Raum verlassen. Ein paar Minuten später sind wir immer noch am Plaudern. Helen wiederholt, dass ich noch etwas zu erledigen habe, aber Sibilla versteht die Feinheiten der englischen Sprache nicht. Schließlich sagt Helen: «Okay, ich glaube nicht, dass Sie den nächsten Vorgang fotografieren wollen.» Sibilla kapiert endlich, und beide verlassen den Raum.

Einige Minuten später komme ich von der Station zurück. Ich lächle Sibilla kraftlos an, als ich an ihr vorbeigehe. Ich reiche Helen den Umschlag mit dem Plastikbecher und gehe dann in den Empfangsbereich zurück. Wir sitzen schweigend da und warten auf Dr. Bouloux.

Er taucht in bester Stimmung auf. Der Charme in Person. Er beeindruckt Sibilla mit tadellosem Deutsch und Italienisch. Er fragt mich, ob ich Fremdsprachen spreche. Ich antworte ihm, Afrikaans und ein bisschen Spanisch. Dann sagt Dr. Bouloux etwas zu mir auf Spanisch, das ich nicht verstehe, und ein paar Wörter auf Afrikaans. Wir folgen ihm auf die Station und rücken uns ein paar Stühle zurecht. Während ich angespannt bin, weil ich fotografiert werde, fühlt sich Dr. Bouloux sichtlich wohl, als habe er in seinem Leben nichts anderes gemacht, als sich fotografieren zu lassen.

«Ich muss mit Ihnen über Ihre Gesundheit sprechen», sagt Dr. Bouloux. «Ist es okay, wenn Sibilla mithört?»

«Ja, das ist okay.» Wenn du ein Versuchskaninchen bist, verlierst du all deine Würde. Was macht es schon für einen Unterschied, wenn eine Person mehr meine Krankengeschichte kennt?

Dr. Bouloux schaut auf meine prallgefüllte Akte mit den negativen Reaktionen.

«Wie sieht's mit Ihrer Libido aus?», fragt er.

«Völlig verschwunden.»

«Überhaupt nichts?»

«Es ist nicht so, dass ich keine Erektion bekommen könnte … ich meine, schließlich habe ich auch die Probe zustande gebracht, nicht wahr? Es ist nur so, dass ich nie an Sex denke. Es interessiert mich einfach nicht. Es kommt mir nicht in den Sinn … könnte das am Prozac liegen?»

«Prozac ist für diese Wirkung bei manchen Patienten bekannt», sagt Dr. Bouloux.

«Das Problem ist, ich weiß, wenn ich das Prozac nicht nehmen würde, dass mich mein fehlender Sexualtrieb depressiv machen würde. Aber mit den Tabletten beunruhigt mich das nicht weiter. Es ist, als ob ein Teil von mir weiß, dass es mich eigentlich mehr beunruhigen müsste, als dies tatsächlich der Fall ist.»

Mit einem Surren spult Sibillas Nokia den vollen Film zurück. Nach ein paar weiteren Fragen über mein Sexualleben befindet Dr. Bouloux, dass es Zeit ist für meine ärztliche Untersuchung.

«Möchten Sie, dass Sibilla währenddessen den Raum verlässt?», fragt er.

«Ja», antworte ich ihm. «Ja, bitte.» Irgendwo muss man die Grenze ziehen.

Ich ziehe mich bis auf die Unterhose aus und setze mich auf die Bettkante.

«Ist das Vitiligo?», fragt Dr. Bouloux und deutet auf den weißen Fleck auf meinem Bauch.

«Ja. Hab ich, seit ich ungefähr zehn bin», sage ich ihm.

«Sie sind wirklich ein Freak», sagt er und lacht.

Dann tastet er meine Brust ab. «Das sind die kleinsten Brustwarzen, die ich jemals gesehen habe.»

Langsam komme ich mir wirklich so vor, als gehörte ich in den Zirkus ins Rahmenprogramm.

«Manche Afrikaner haben riesige Brustwarzen», sagt Dr. Bouloux und formt mit Daumen und Zeigefinger einen Kreis entsprechender Größe. Er klopft mir Brust und Rücken ab und hört dabei alles mit seinem Stethoskop ab. Dann folgt der Part, den ich hasse.

«Drehen Sie sich kurz auf die Seite und ziehen Sie Ihre Unterhose herunter. Für mich ist das genauso unangenehm wie für Sie.» Irgendwie habe ich da so meine Zweifel. Ich schaue zu, wie sich Dr. Bouloux einen Einweg-OP-Handschuh aus der Box an der Wand überzieht und dann einen ziemlich großen Tropfen KY-Gleitmittelgel auf seinen Zeigefinger ausdrückt.

«Entspannen Sie sich», sagt er, als er meine Pobacke anhebt.

«Wissen Sie, bei homosexuellen Männern muss man manchmal vorsichtig sein, dass nicht die ganze Hand hineinflutscht.»

«Kommt das daher, weil Analverkehr den Schließmuskel beschädigt?», frage ich mit zusammengebissenen Zähnen.

«Nein, sondern weil sie eine Sexualpraxis praktizieren, die man als ‹Fisting› bezeichnet», erklärt mir Dr. Bouloux.

Nachdem ich penetriert und begrapscht wurde, gehe ich bedächtig zurück zum Empfang, wo Sibilla wartet. Ich lächle sie noch kraftloser an als zuvor, und wir gehen gemeinsam ins Erdgeschoss, wo ich in der Krankenhaus-Apotheke meine Prozac abholen muss. Die Wartezeit beträgt eine Stunde, also schlage ich vor, einen Kaffee trinken zu gehen, anstatt zwischen all den Verrückten und Schwerkranken herumzusitzen.

Wir gehen zum nächsten Starbucks. Es stellt sich heraus, dass Sibilla wesentlich mehr macht als nur Fotoreportagen. Sie recherchiert für einen Bildhauer und Concept-Art-Künstler, und abends arbeitet sie als Kellnerin in einer Cocktailbar. Und, als wäre das nicht genug, schreibt sie Reiseführer über Berlin. Plötzlich fühle ich mich geradezu arbeitsscheu. Wenn ich eine Briefmarke abgeleckt habe, muss ich mich erst mal eine halbe Stunde hinlegen, um mich zu erholen. Ich gieße mir meinen doppelten Espresso hinter die Binde, in der Hoffnung, etwas mehr Pep zu bekommen.

Wir schlendern zurück zur Klinik, um die Tabletten abzuholen. Sibilla wartet draußen. Pech gehabt, meine Nummer wurde schon vor einer Ewigkeit angezeigt. Der Apotheker gibt mir die Packung Tabletten und sagt mit gedämpfter Stimme, als befürchte er, mich vor den Kopf zu stoßen: «Wissen Sie, wie Sie die Tabletten nehmen müssen?»

«Ja. Ich nehme eine am Abend, und wenn es mir am nächsten Morgen immer noch beschissen geht, nehme ich die restliche Packung.»

Der Apotheker schaut mich an, als sei ich ein Volldepp.

«Nein», sagt er geduldig. «Es ist wichtig, dass Sie nur eine pro Tag nehmen, abends. Wenn sie nicht wirken, sollten Sie Ihren Arzt aufsuchen.»

«Okay, mach ich.»

Nachdem ich die Tabletten sicher in meinem Rucksack verstaut habe, mache ich mich auf nach Clapham, um meine Kinder abzuholen.

Sibilla wurde angewiesen, mich in meinem ganz normalen Alltag zu fotografieren. Ich bin mir sicher, dass dieser Auftrag wohl der langweiligste ist, den sie jemals ausgeführt hat. *Mann, der Pille nimmt, spricht mit Arzt. Mann, der Pille nimmt, holt Kinder von Schule ab. Mann, der Pille nimmt, kauft im Supermarkt ein.*

Ich frage die Verwaltungshengste in der Schule, ob es in Ordnung sei, dass Sibilla Fotos macht, wie ich die Kinder nach der Schule abhole.

«Solange nur *Ihre* Kinder auf den Fotos zu sehen sind», sagt mir eine Matrone mit strengem Gesichtsausdruck. Ich versichere ihr, dass das der Fall sein wird, obwohl ich denke, wie zum Teufel käme sie dahinter, wenn es nicht so wäre?

Sibilla schießt ein paar Bilder von mir, wie ich vor dem Kindergartentor stehe und warte. Ich sehe, wie die ebenfalls wartenden Mütter mich verblüfft angucken. Die meisten von denen, mit denen ich mich nie unterhalte, denken mit Sicherheit, ich sei arbeitslos, weil ich immer an der Schule oder im Supermarkt anzutreffen bin. Und jetzt habe ich meinen ganz persönlichen Paparazzo.

Abbys Gesicht beginnt zu leuchten, als sie mich sieht. Sie rennt mir in die Arme, und ich hebe sie hoch.

«Du hast ja einen Anstecker», sage ich. «Hast du den bekommen, weil du ein braves Mädchen warst?»

«Nein», sagt Abby. «Den habe ich einem anderen Kind weggenommen.» Dann guckt sie über meine Schulter und sieht, wie Sibilla mit der Kamera auf sie zuhält. «Wer ist das?»

«Das ist Sibilla», erkläre ich ihr. «Sie macht ein paar Fotos von mir für einen Artikel, den ich für eine deutsche Zeitschrift schreibe.»

«Worüber ist der Artikel?»

«Na ja, äh … über ein neues Medikament.»

«Warum fotografiert sie dich dann?»

«Das ist eine lange Geschichte. Ich erkläre es dir später.» Das ist meine Standardausrede. Kinder haben vor allem ein gutes Kurzzeitgedächtnis, später vergessen sie oft, nochmal zu fragen.

Wir machen uns auf zu Liams Schulhof. Tyler, Liams Kumpel, kommt zu mir und erklärt mir, warum er letzte Woche nicht zu uns nach Hause kommen konnte. Er schaut mir über die Schulter.

«Warum macht diese Frau Fotos von mir?», fragt er.

Ich erkläre Sibilla, dass Tyler nicht mein Sohn ist.

* * *

Gestern Abend konnte ich meine Prozac-Tabletten nicht finden. Ich geriet in Panik und durchsuchte meinen Rucksack ein halbes Dutzend Mal. Es fanden sich nur ein paar CDs, mein Geldbeutel und einige unbezahlte Rechnungen. Ich leerte den gesamten Inhalt mehrere Male auf dem Boden aus, jedes Mal in der Hoffnung, eine gute Fee hätte die Tabletten vielleicht wieder zurück in den Rucksack gesteckt. Dann dachte ich, ich könnte sie vielleicht aus dem Rucksack genommen und in die Schublade mit meinen Socken gelegt haben. Sam schlief, sodass ich im Dunkeln die Schublade ausräumte und jeden einzelnen Gegenstand abtastete, auf der Suche nach den kostbaren Kapseln. Ich konnte sie einfach nicht finden.

Es dauerte eine Ewigkeit, bis ich einschlief. Ich war gespannt, wie meine Gemütsverfassung sein würde, wenn ich aufwachte.

* * *

Heute Morgen finde ich die Tabletten auf meinem Schreibtisch, hinter dem Stapel Quittungen, den ich schon lange abheften wollte. Ich fühle mich gut, sodass ich die Tabletten vielleicht für ein paar

Tage absetzen kann. Vielleicht ist die Depression weg. Jedenfalls würde es meiner Ehe nicht schaden, wieder ein normales Sexualleben zu haben.

Ich öffne die Schublade mit der Hängeregistratur, lasse die Tabletten in den ersten Ordner fallen und präge mir ein, wo ich sie verstaut habe. Sollten die bösen Geister wieder auftauchen, habe ich zumindest eine volle Packung Tabletten, um sie zu vertreiben.

* * *

Drei Tage später erzähle ich Sam, dass ich das Prozac abgesetzt habe. Ich weiß, dass sie es nicht mag, wenn ich Tabletten nehme, und sie weiß auch, dass meine Libido immer noch auf sich warten lässt, obwohl ich nicht mehr depressiv bin. Sie wird sich freuen.

«Ich habe es gewusst!», sagt sie wütend. «Diese letzten drei Tage warst du anders. Wenn du mir gesagt hättest, dass du das Prozac abgesetzt hast, hätte ich verstanden, warum du dich so verhältst. Aber sie einfach abzusetzen … Du bist wie meine Mutter, die pfuscht auch immer an ihrer Medikation herum.»

«Okay, okay, ich nehme die Tabletten wieder.»

Ich hole die Packung wieder aus der Schublade und lasse eine Tablette auf meinen Handteller kullern.

«Schau mal. Schau her. Ich nehme sie ja wieder», sage ich und lege die Tablette auf meine herausgestreckte Zunge. Ich schenke ein Glas Wein ein und spüle die Tablette hinunter.

«Bist du sicher, dass du die mit Wein runterspülen solltest?»

«Ja. Der Arzt hat nicht gesagt, ich dürfe keinen Alkohol trinken.»

* * *

Sosehr ich die Richtigkeit von Dr. Alis Diagnose anzweifle, muss ich mich doch fragen, ob ich zu viel trinke. Wenn kein Wein im Haus ist, werde ich unruhig. Ich trinke jeden Tag und fange damit so gegen fünf Uhr nachmittags an, in der Regel, wenn ich Abendessen für die Kinder mache. Dann noch ein Glas zum Abendessen und noch ein, zwei oder vielleicht sogar drei vor der Glotze oder am Computer, wenn ich am Arbeiten bin. Ich trinke gerne, wenn ich allein bin, etwas, das Sam nie machen würde.

Ich beschließe, ein bisschen zu recherchieren. Auf der Website der Anonymen Alkoholiker finde ich einen Fragebogen mit dem Titel *Sind Sie Alkoholiker?*. Die Website ist in einem galligen Grün gehalten. Drei von den zwanzig Fragen beantworte ich mit «ja». Am Ende der Seite heißt es: «Wenn Sie drei oder mehr Fragen mit ‹ja› beantwortet haben, sind Sie zweifellos Alkoholiker.» Der zweite Teil des Satzes sticht durch die rote Schrift hervor: *sind Sie zweifellos Alkoholiker*. Allmächtiger! Kann es sein, dass ich am Ende doch nach meinem Vater komme?

Aber jetzt mal den Ball flach halten, ich bin kein Komatrinker. Ich torkle nicht herum oder stürze durch die Gegend. Was für eine memmenhafte Definition von Alkoholismus ist das denn?!

Ich gehe den Fragebogen noch einmal durch. Frage 5: *Haben Sie nach dem Trinken schon einmal Gewissensbisse gehabt?* Jeder, der schon einmal einen richtigen Kater hatte, hat auch schon Gewissensbisse nach dem Trinken gehabt. Natürlich beantworte ich diese Frage mit «ja». Selbst wenn man nur diese eine Frage mit «ja» beantwortet, besteht laut der AA *eine eindeutige Gefahr, möglicherweise Alkoholiker zu sein*. Frage 15: *Trinken Sie, um sich Sorgen oder Schwierigkeiten zu entziehen?* Klares «ja». Man könnte sagen, mein Hausarzt hat es mir verschrieben. Eigentlich wollte ich von ihm Valium verschrieben haben, aber er wollte mir kein weiteres Rezept ausstellen. «Wenn Sie sich etwas gestresst fühlen, trinken

Sie einfach ein Glas Wein», riet er mir. Die andere Frage, die ich mit «ja» beantwortet habe, lautete: *Müssen Sie zu einer bestimmten Tageszeit unbedingt Alkohol trinken?* Wie ich bereits sagte, um fünf, wenn ich am Kochen bin, das Telefon klingelt, die Kinder sich um die Fernbedienung streiten, der Hund ein Paar neue Turnschuhe zernagt und der Rauchmelder losgeht – dann brauche ich definitiv einen Drink.

Die Fragen der AA sollten etwas hardcore-mäßiger sein. Haben Sie schon einmal in einem öffentlichen Verkehrsmittel in die Hose geschissen? Haben Sie sich alle Zähne ausgeschlagen, weil Sie so oft stürzen? Haben Sie während Ihrer Morgentoilette schon einmal heimlich einen Schluck Aftershave genommen? Ist Ihr Bett ein flachgedrückter Pappkarton? Das sind die wahren Anzeichen für Alkoholismus, ganz bestimmt.

Doppelte Freude

Mai 2005

«Bewegen Sie die Zehen», sagt Helen, als sie meine Pobacke betupft. Ich spüre, wie die Nadel, scharf und kalt, tief in den Muskel eindringt. Ich bewege die Zehen wie verrückt, aber nicht genug, um mich von den Schmerzen abzulenken.

«Das ist Ihre letzte», sagt Helen und macht ein Pflaster auf die Wunde. Mit bleiernen Schritten gehe ich zurück zur U-Bahn-Station. Testosteron soll eine antidepressive Wirkung haben. Macht mich die Kombination aus Prozac und Testosteron zu einem superglücklichen Menschen? Kommt meine Libido zurück?

Nur noch ein paar Wochen, und mir wird das Progesteron-Implantat herausgenommen. Vielleicht wirkt es ja schon gar nicht mehr, oder zumindest nur noch leicht. Auf diese Art werde ich einen viel größeren Schub durch das Testosteron bekommen als gewöhnlich. Ich werde spitz wie Nachbars Lumpi sein.

Zu Hause erwartet mich ein Schreiben des Finanzamts, dass meine nächste Steuerzahlung ansteht. Eine so genannte Abschlagszahlung wird fällig, weil mein letzter Steuerbescheid eine Bemessungsgrenze überschritten hat, eine Bemessungsgrenze, von der mir mein Steuerberater nichts gesagt hat. Anscheinend kann mir das Finanzamt die Hälfte meiner gesamten Steuerschuld für das kommende Jahr im Voraus in Rechnung stellen. Wer den Schaden hat, braucht bekanntlich für den Spott nicht zu sorgen, und so wurden mir Zinsen wegen Zahlungsverzug berechnet, obwohl es sich um den ersten Zahlungsbescheid handelt, den ich von ihnen bekommen habe. Haben die nichts Besseres zu tun?

Ich lege das Schreiben auf die Computertastatur, damit ich es nicht vergesse, dann humple ich nach oben und lege mich hin.

Am nächsten Tag rufe ich beim Finanzamt an. Sie beharren darauf, dass sie nicht verpflichtet seien, mir einen Zahlungsbescheid zukommen zu lassen. Mein Steuerberater hätte mich über meine Steuerschuld informieren müssen. Ich spüre, dass ich immer wütender werde, je länger das Gespräch dauert.

«Ich habe das Scheißgeld nicht», brülle ich ins Telefon. «Ich habe gerade meine Steuern für letztes Jahr bezahlt. Wollen Sie mich ruinieren?»

«Hören Sie, noch ein Kraftausdruck, und ich werde dieses Gespräch beenden.»

Ich knalle den Hörer auf. Dann hebe ich wieder ab und knalle ihn noch einmal auf, einfach als Zugabe.

Ein Königreich für eine doppelte Portion Glück. Ich kann diesen letzten Testosteronschub kaum erwarten. Ich bin es leid, meine Emotionen in etwa so gut im Griff zu haben wie ein Kleinkind.

Donnerstagmorgen, 26. Mai 2005

Der Tusch einer Fanfare tönt durch meinen Kopf. Der Tag ist gekommen, an dem das Implantat entfernt wird.

Die ganze Woche habe ich das Plastikröhrchen befummelt, habe gespürt, wie es sich unter meinen Fingerspitzen dreht. Mit gemischten Gefühlen sehe ich nun seiner Entfernung entgegen. Ich hatte es so lange unter der Haut, dass es schon zu einem Teil von mir geworden ist. Nicht nur wegen seiner physischen Präsenz, sondern aufgrund der Einblicke, die ich durch das Implantat gewinnen konnte. Einblicke in das Seelenleben anderer Leute. Heute verstehe ich, wie man sich als eifersüchtiges Wrack fühlt. Ich habe es am eigenen Leib verspürt, wie sehr es schmerzt, misstrauisch zu sein. Ich weiß, wie man sich als verletzbarer Partner in einer Beziehung fühlt, wenn man mit der ständigen Angst lebt, es könnte jede Minute vorbei sein. Ich weiß auch, wie es ist, sich angeregt *von Frau zu Frau* zu unterhalten – das Gespräch führt zu nichts, ist aber tröstlich und baut auf. Gespräche, deren einziger Zweck darin besteht, Harmonie zu schaffen.

Ich mache mir auch Sorgen, habe Angst davor, dass sich meine Depression fortsetzt, obwohl das Röhrchen entfernt wurde. Im günstigsten Fall verschwindet die Depression, sobald die Hormone aus meinem Körper vollständig eliminiert sind. Aber es wird drei Monate oder länger dauern, bis dies der Fall ist.

«Auch ich mache bei ein paar Sachen mit», sagt Dr. Solomon bester Laune. «Wussten Sie das?»

«Nein», antworte ich ihm.

«Tatsächlich?», meint Dr. Solomon stirnrunzelnd. «Gut, ich werde Sie jetzt untersuchen und Ihnen Ihr Implantat entfernen.»

Ach so, das meinte er mit «mitmachen». Ich dachte, er würde mit eröffnen, dass er bei einer klinischen Studie mitmachen würde. Und wollte ihm schon davon abraten.

Helen sagte mir das letzte Mal, dass Dr. Solomon eine Hoden- sowie eine digitale Rektaluntersuchung durchführen würde, aber Dr. Solomon hat die Hodenuntersuchung scheinbar vergessen. Oder Helen hat etwas falsch verstanden. Jedenfalls beklage ich mich nicht. Ich glaube, ich kann am besten beurteilen, ob meine Hoden wieder ihre normale Größe haben. Zeit meines Lebens habe ich an ihnen herumgespielt, ich brauche niemanden mit einer Holzperlenschnur, der mir erzählt, sie seien in Ordnung.

Die digitale Rektaluntersuchung ist kurz und schmerzhaft. Anschließend gibt er mir eine örtliche Betäubung und macht unterhalb des Implantats einen kleinen Schnitt in meinen Arm. Er greift nach einem Instrument, das aussieht wie eine Schnabelzange, und spreizt langsam den Schnitt weiter auf. Es sieht brutaler aus, als ich mir das vorgestellt hatte. Ich habe Angst, dass er die Haut einreißt. Dann greift er mit der Zange nach dem Implantat und versucht, es herauszudrehen, aber es löst sich nur schwer. Es sieht so aus, als sei Muskelfleisch daran festgewachsen. Er nimmt ein Skalpell und schneidet das Fleisch weg. Ich wünschte, ich könnte aufhören hinzuschauen. Es fehlt nicht viel, und ich falle in Ohnmacht.

«Gut gemacht! Sie haben bis zum Schluss durchgehalten», sagt er.

Er hält das weiße Röhrchen hoch, damit ich es betrachten kann. Ich greife danach und will es anfassen, aber er zieht es schnell zurück.

«Sie dürfen es nicht anfassen», sagt er. Das finde ich reichlich komisch. Würde ich mich etwa mit meinem eigenen Blut infizieren? Oder einen plötzlichen Progesteronschub bekommen?

Ich weiß, dass die Röhrchen nach Farben verschlüsselt sind, je nach Probandengruppe. Dr. Solomon weiß nicht, dass mir das bekannt ist, weshalb ich ihn frage, ob er anhand der Farbe des Implantats sagen kann, in welcher Gruppe ich bin.

«Das kann ich Ihnen nicht sagen.»

«Heißt das, Sie können mir nicht sagen, in welcher Gruppe ich bin, oder, was die Farbe des Röhrchens bedeutet?»

«Weder noch.»

Ich bin am Überlegen, ob ich Dr. Solomon sagen soll, dass ich weiß, dass die Röhrchen nach Farben verschlüsselt sind, als Helen mit Verbänden und Gaze den Raum betritt.

«Kann ich morgen zu meinem Kampfsporttraining gehen?», frage ich Helen, als sie anfängt, die Wunde zu verbinden.

«Sind davon die blauen Flecke auf Ihrem Arm?»

«Ja.»

«Nein, bestimmt nicht. Wir wollen nicht, dass sich die Wunde infiziert. Ich würde massiven Körperkontakt mindestens zwei Wochen vermeiden.»

Verdammt. Wie soll ich mich abreagieren mit all diesem Testosteron, das nach wie vor durch meine Adern fließt? Ich werde wohl wieder das Finanzamt anrufen müssen.

Mein ganzer Oberarm wird einbandagiert. Ich frage mich, ob jedes Jahr ein neuer Schnitt gemacht wird, um das Implantat zu erneuern. Ein Schnitt dieser Größe hinterlässt zwangsläufig eine dauerhafte Narbe. Nach ein paar Jahren würde mein Bizeps aussehen, als sei ein Specht darüber hergefallen. Auch wenn ich keine besondere Abneigung gegen Narben habe, so gibt es doch Grenzen, und es müssen nicht unnötig viele sein.

Als ich nach Hause komme, zeige ich Sam meine Wunde.

«Jetzt wird es interessant, zu beobachten, was passiert», sagt sie.

Autos anbellen

Juli 2005

Mein Hausarzt hatte auf die Rückseite meines letzten Prozac-Rezepts «Termin vereinbaren» gekritzelt, und so schaue ich heute Morgen bei ihm in der Praxis vorbei. Während ich so herumstehe und warte, sagt die Sprechstundenhilfe am Empfang zu ihren Kolleginnen: «An der U-Bahn-Station Liverpool Street war eine Bombenexplosion, und in der näheren Umgebung von London sind weitere Bomben hochgegangen. Ein Freund von mir hat das gerade im Radio gehört.» Ich spüre, wie sich meine Nackenhaare hochstellen. Mein Schwiegervater kommt heute Morgen aus Schottland und muss auf dem Weg vom Flughafen zu uns nach Hause über Liverpool Street fahren. Ich renne aus der Praxis und rufe Sam auf dem Handy an. Fünf Mal hintereinander bekomme ich die Ansage zu hören: «Der Teilnehmer ist im Augenblick nicht erreichbar»; ich versuche es nicht weiter und rufe im Sekretariat von Sams Schule an, aber auch hier bekomme ich keine Verbindung. Die Mobilfunknetze sind überlastet. Gott und die Welt sind am Telefonieren.

Ich stürze nach Hause, um übers Festnetz zu telefonieren. Ich bin gerade am Wählen, als Sam anruft. Ob ich etwas von ihrem Vater gehört hätte. Nein, sage ich. Sie macht sich Sorgen, dass er irgendwo festsitzen könnte. Anscheinend ist sein Flieger ungefähr eine Stunde nach der Bombenexplosion gelandet, weshalb sie ziemlich sicher ist, dass ihm nichts passiert ist. Kurz darauf ruft Brett, mein Bruder, an, um sich zu vergewissern, dass bei uns alles in Ordnung ist. Auch Tracy, meine Schwester, ruft an. Ich versichere ihnen, dass wir alle wohlauf sind.

Um die Mittagszeit kommt Sam nach Hause, und wir verfolgen die neuesten Meldungen auf dem BBC-Nachrichtensender. Wie immer in den ersten Stunden nach einer größeren Katastrophe wiederholt sich die Berichterstattung ständig, ist voyeuristisch und phasenweise einfach nur dumm. Ein Reporter fragt, nur damit etwas gesagt wird, einen Arzt vor der Royal-London-Klinik: «Und wie geht es den Leuten, deren Zustand kritisch ist?» Tony Blair erscheint auf dem Bildschirm und erklärt uns, wie diese schrecklichen Leute «bewusst Menschen verletzen und verstümmeln». Sozusagen im Gegensatz dazu, wenn jemand zufällig Menschen verletzt und verstümmelt? Oder im Gegensatz zum Herren, der Kranke heilt und Blinde sehen lässt? Andrew Marr, politischer Chefredakteur der BBC, lobt Blairs Rede wegen ihrer «entschlossenen Sprache».

«Arschkriecher!», brülle ich in Richtung Glotze.

Sam ruft noch einmal bei ihrer Mutter an. Dieses Mal kommt sie durch. Mit ihrem Vater ist alles in Ordnung. Er sitzt in Golders Green fest (beziehungsweise im «Judenviertel», wie Sams Cousin immer sagt) und hat den ganzen Morgen hauptsächlich damit verbracht, vor einem Münztelefon Schlange zu stehen.

Abends sitze ich mit Robert, Sams Vater, bei einem Bier zusammen, und wir unterhalten uns über die Bombenanschläge. Plötzlich fällt mir ein, dass ich gar nicht bei meinem Hausarzt war. Ich beschließe, keinen neuen Termin zu vereinbaren. Ich bin zuversichtlich, dass sich meine Gemütsverfassung stabilisiert und ich wieder okay bin, sobald das Progesteron aus meinem Körper verschwunden ist.

* * *

Bereits seit zwei Tagen habe ich kein Prozac mehr genommen. Die einzige Veränderung, die ich festgestellt habe, ist die Tatsache, dass ich wieder leichter reizbar bin. Ich hatte einen chaotischen Tag heute, war nur auf Achse. Erschwerend kam noch hinzu, dass Sam für 16.15 Uhr einen Friseurtermin für die Kinder ausgemacht hatte. Ich kam erst um vier nach Hause und hatte eine Unmenge von Nachrichten auf dem Anrufbeantworter von verschiedenen Redakteuren, Dinge, die dringend erledigt werden mussten: Rezensionen, die freigegeben werden mussten, Fragen von Redaktionsassistenten, die beantwortet werden mussten, Fakten, die verifiziert werden mussten.

«Jetzt geht's zum Haareschneiden, oder?», fragte Liam, als wir nach der Schule zum Auto gingen.

«Ich habe keine Zeit», erklärte ich ihm und rief dann Sam auf dem Handy an, um ihr zu sagen, dass ich es nicht schaffe, mit den Kindern zum Friseur zu gehen. Aber Sam hatte ihr Handy zu Hause vergessen, was ihr häufig passiert, und nahm nicht ab. Als ich nach Hause kam, stand Juliette schon abfahrbereit an der Tür.

«Papa, es ist zehn nach vier», sagte Juliette, «sollten wir nicht um Viertel nach beim Friseur sein?»

Ich erklärte ihr, dass ich sie nicht zum Friseur fahren konnte, nicht mit dem Berg Arbeit, der auf mich wartete. Am Abend zuvor hatte Juliette im Internet nach Bildern mit Frisuren gesucht und sich die ausgedruckt, die ihr am besten gefielen. Sie hatte auch Zeitschriften durchgeblättert und sich Seiten herausgerissen. Jetzt stand sie an der Tür mit einer Hand voll Bilder und musste sich anhören, dass das mit der neuen Frisur nichts wurde.

Sie wurde pampig. Ich revanchierte mich und wurde noch pampiger.

«Hör mal zu, ich versuche hier, Geld zu verdienen! Ich muss eine

Hypothek bezahlen, Rechnungen bezahlen. Wenn ich nichts verdiene, haben wir nichts zu essen», sagte ich mit melodramatischem Pathos. «Tut mir leid, aber meine Arbeit ist wichtiger als irgendein dämlicher Haarschnitt.»

Wenn ich immer noch Prozac genommen hätte oder zumindest Progesteron, hätte ich begriffen, wie wichtig ihr die neue Frisur war, und hätte ihr erklärt, dass die Mama sie vielleicht später zum Friseur bringen konnte. Was sie dann schließlich auch gemacht hat – ihre neue Frisur ist klasse.

Jetzt schneide ich Auberginen und habe ein schlechtes Gewissen wegen meiner Pampigkeit von vorhin.

«Deine Frisur gefällt mir», sage ich beflissen, als Juliette in die Küche kommt.

Langsam fehlt mir mein chemischer Rückhalt. Ich fühle mich im Stich gelassen.

* * *

«Das war's. Sie brauchen nicht mehr wiederzukommen», sagt Helen und schaut von meinem Krankenblatt auf.

Ich strahle über das ganze Gesicht.

«Erinnern Sie sich, was ich Ihnen gesagt habe? Dass Sie nicht mehr wiederzukommen brauchen, wenn Ihre Spermienanzahl bei mindestens zwei Nachuntersuchungen nach Entfernung des Implantats mehr als 20 Millionen pro Milliliter beträgt.»

Mir fehlen die Worte.

«Jetzt können Sie wieder Kinder zeugen», sagt Helen. «Ich messe noch Ihren Blutdruck und überprüfe Ihr Gewicht. Das Übliche eben.»

Wir gehen in das freie Behandlungszimmer, das mit den Pornoheften, mein «Masturbatorium». Ich setze mich in den Sessel.

«Okay, welcher Arm?»

Ich kenne das Prozedere inzwischen so gut, dass ich schon den rechten Ärmel hochgekrempelt habe.

«Sie können wegschauen, wenn Sie wollen», sagt Helen.

Ich sehe, wie die dunkle Flüssigkeit gegen die Innenseite der Plastikflaschen spritzt. Mein Blut füllt sechs Stück davon. Helen drückt die letzte Flasche in eine Vertiefung des Einwegtabletts aus Pappe und stellt die ganze Batterie auf den Stuhl neben mir.

«Wie viele Leute sind schon fertig?», frage ich Helen, mit Bezug auf die Freiwilligen.

«Fast die Hälfte», sagt sie. «Ursprünglich hatten wir 32 Freiwillige, aber vier sind ausgestiegen.»

Mehr als 12 Prozent, eine ziemlich hohe Ausfallquote. Ich frage Helen, warum sie ausgestiegen sind.

«Ein paar Leute sind wegen der Nebenwirkungen ausgestiegen», sagt Helen, «und einer, weil seine Partnerin nicht wollte, dass er weitermacht. Ein anderer war Lkw-Fahrer, für ihn war es zeitlich sehr schwierig, herzukommen.»

«Was waren die Nebenwirkungen?»

«Ich weiß nicht, ob ich Ihnen das sagen darf», meint Helen.

«Waren es die Stimmungsschwankungen?» Ich will es unbedingt wissen.

«Die Stimmungsschwankungen, genau. Ganz genau.»

«Das ist wirklich das Schlimmste von allem», erkläre ich Helen.

«Mm-hm.» Helen sucht ganz geschäftig nach dem Blutdruckmessgerät. Es ist offensichtlich, dass sie sich bei unserer Unterhaltung unwohl fühlt. Unwohl aufgrund der Information, die sie gerade preisgegeben hat. Einschließlich mir hatten zehn Prozent der Probanden akute Stimmungsschwankungen. Eine beträchtliche Zahl. Was wäre, wenn es noch andere Freiwillige gab, die – wie ich – akute Stimmungsschwankungen hatten, aber nicht ausgestiegen sind? Dann könnten es mehr als zehn Prozent sein. War der Prozentsatz in allen Studienzentren gleich hoch? Den einzigen Kontakt mit einem anderen Freiwilligen hatte ich durch einen Brief, den ich via *ZeitWissen* erhielt. Er war von einem Probanden aus Deutschland.

Hallo Herr Witchalls,
Auch ich habe an einer Studie für eine ähnliche Verhütungsmethode für Männer teilgenommen. Auf das Implantat zeigte ich keine negativen Reaktionen, aber die Testosteronspritzen verursachten bei mir scheinbar Stimmungsschwankungen; meine Frau sagte, die Spritzen ließen mich parkende Autos anbellen. Es war so schlimm, dass ich diese Methode nur unter Vorbehalt weiterempfehlen kann. Hoffentlich werden bei alternativen Methoden die Mängel bereinigt.
Viel Glück
Daniel Kegel

Ich frage mich langsam, ob es jemals eine Pille für den Mann geben wird.

Helen legt mir die Manschette des Blutdruckmessgeräts am linken Arm an. Ich spüre, wie fest sie sitzt, dann das zischende Geräusch ausströmender Luft, und ich bin entlassen. 120 zu 81. Das ist gut, wenn man bedenkt, dass ich mich krank und auch angespannt fühle. Bluthochdruck ist alles über 140 zu 90.

Dann geht es zum Wiegen. Ich ziehe mich aus und stelle mich auf die digitale Waage. 87 Kilo. Ich nehme mir fest vor, meine Badezimmerwaage wegzuwerfen. Noch heute Morgen hat sie gertenschlanke 82 Kilo angezeigt. Das arschkriecherische Scheißding.

«Wie viele Tage Abstinenz?», fragt Helen, bezogen auf mein Sexualleben.

«Zwei», lüge ich. Gestern Abend hatte ich Sex.

Sie reicht mir den gepolsterten Umschlag mit dem Plastikbecher darin.

«Wenn Sie fertig sind, sollten Sie mir die Probe gleich vorbeibringen, und verschließen Sie den Umschlag nicht. Die Probe muss innerhalb von einer Stunde ins Labor … Und achten Sie bitte darauf, dass der Deckel wirklich fest verschlossen ist; bei einem anderen Probanden ist alles ausgelaufen, er musste nochmal kommen und das Ganze wiederholen.»

Zum allerletzten Mal bin ich im Masturbationsraum und höre die Stimmen auf der anderen Seite der Wand, die so dünn wie Pappkarton ist. Ein Gefühl von *jamais vous* überkommt mich – das Gefühl, das einen beschleicht, wenn ein vertrauter Ort plötzlich fremd und neu erscheint, als sei man zum ersten Mal hier. Was mache ich eigentlich hier? Warum ist mein Hosenladen auf? Warum steht neben dem Waschbecken ein Plastikbecher? Alles wirkt wie ein ungelöstes Rätsel. Von einer einzelnen Szene muss ich auf das gesamte Drehbuch schließen. Mein Gefühl ist so flüchtig wie beunruhigend. Aber der Drogen- und Medikamentenmissbrauch zeit meines Lebens musste irgendwann einmal seinen Tribut fordern. Vielleicht ändert sich das ja eines Tages.

Ich gebe Helen den definitiv letzten Umschlag.

«Wann werde ich geoutet?»

«Das kann sehr lange dauern. Mindestens sechs Monate, weil alle Daten der verschiedenen Zentren abgeglichen werden. Und außerdem gibt es immer wieder Rückfragen.»

Zuerst dachte ich, man würde mir nach Entfernung des Röhrchens sagen, welcher Probandengruppe ich angehörte. Dann dachte ich, nach Abschluss der Studie. Und jetzt sieht es danach aus, als könnte ich womöglich ein weiteres Jahr warten, bis ich Klarheit habe. Langsam frage ich mich, ob Dr. Solomons Prognose von drei bis vier Jahren zutrifft, bis das Medikament auf dem Markt ist.

Ich bin fast fertig. Fehlt nur noch die DEXA-Untersuchung – per Röntgenscanner wird überprüft, ob das weibliche Hormon meine Knochendichte reduziert hat. Dazu muss ich völlig reglos auf einem Bett liegen, während ein Metallarm langsam über meinen Körper vor- und zurücksurrt. Meine Nase fängt an zu jucken. Der Juckreiz ist zunächst nicht allzu lästig, steigert sich dann aber schnell ins Unerträgliche. Es ist, als ob sich alles in mir auf einen winzigen Punkt in meinem linken Nasenloch konzentriert. Aber wenn ich jetzt kratze, muss ich die ganze Prozedur noch einmal über mich ergehen lassen, und ich bin sowieso schon zu spät dran. Ich bin immer zu spät dran.

«Das war's schon», sagt die Röntgentechnikerin mit einem starken südafrikanischen Akzent.

«Ist alles in Ordnung?», frage ich, während ich mich aufrichte und wie wild kratze.

«Ja, alles in Ordnung.» Sie rollt das «r».

Ich schaue ihr über die Schulter und betrachte mein Skelett, in der Erwartung, ein Skelett zu sehen wie das im Biologiesaal meiner Schule. Stattdessen sehe ich aus wie ein *Homo floresiensis*, der «Hobbit». Ich sehe Röntgenaufnahmen von meiner Brust, meinem linken Arm und meinem rechten Knie, aber nie von meinem ganzen Körper. Auch nicht von meinem Schädel. Ein beklemmendes Gefühl, als würde ich meine eigene Leiche betrachten.

Aber ich habe keine Zeit für Gefühlsduseleien. Die Röntgentechnikerin steckt die Aufnahmen in einen Umschlag für den internen Gebrauch und gibt ihn mir. Ich hetze zurück in den 12. Stock zum letzten Teil meiner Untersuchung, und zwar mit Dr. Bouloux. Als ich oben ankomme, bin ich außer Atem und leicht beunruhigt, dass ich zu spät zur Schule komme, um die Kinder abzuholen. Aber Dr. Bouloux hat eine beruhigende Aura, die ansteckend wirkt.

Ich schlüpfe in diesen OP-Kittel, den man verkehrt herum anzieht. Eine Erfindung, die der größtmöglichen Demütigung dient.

«Setzen Sie sich einfach schnell auf die Bettkante», sagt er, während er sich die Hände im Waschbecken desinfiziert.

Das Bettlaken fühlt sich kalt an auf meinem nackten Hintern.

Dr. Bouloux klopft meine Brust ab.

«Durchatmen.»

Ich atme tief durch.

«Durchatmen.»

Er klopft meinen Rücken ab. Weiß Gott, wonach er sucht. Machen Ärzte das einfach, um sich die Zeit zu vertreiben?

Der Professor erklärt mir, dass die Vitiligo ein Indiz dafür ist, dass ich empfänglicher bin für Autoimmunkrankheiten wie Schilddrüsenerkrankungen und perniziöse Anämie. «Sie müssen das im Auge behalten», sagt er. Ich registriere das in meinem geistigen Karteisystem, unter der Rubrik *Sonstige Sorgen*.

«Ziehen Sie den Kittel bis hierhin hoch», sagt er, während er seine Holzperlenschnur vom Aktenschrank nimmt.

«22 Zentiliter», verkündet Dr. Bouloux. «Ein guter Wert.»

Das war eine meiner Befürchtungen, die zum Glück nie zur Gewissheit wurde. Ich hatte gelesen, dass bei Bodybuildern infolge von Testosteronmissbrauch die Hoden schrumpfen. Nachdem ich ein Jahr lang Testosteronspritzen bekommen hatte, konnte ich praktisch keine Atrophie feststellen. Hieß das, ich habe das Placebo bekommen? Könnte das sein? Was für ein Mist ist dann aber durch meine Adern geflossen? Wie verrückt bin ich eigentlich?

Dr. Bouloux legt die gelbe Holzperlenschnur zurück in ihre Schachtel und geht zur gegenüberliegenden Wand, wo eine Box mit Latexhandschuhen hängt.

«Nun zum unangenehmen Teil», sagt er, während er sich einen Handschuh überzieht.

Ich versuche mich damit zu trösten, dass es hoffentlich für lange Zeit das letzte Mal ist, dass ich eine digitale Rektaluntersuchung über mich ergehen lassen muss. Aber ich muss auch daran denken, dass wesentlich mehr unangenehme Untersuchungen und Prozeduren auf mich zukommen, je älter ich werde. Die Prostata fängt an, verrückt zu spielen, die Harnblase verliert ihre Elastizität, Gelenke verknöchern, Polypen machen sich im Dickdarm breit. Sehr unangenehm, dieses Altern. Deshalb will ich bei guter Gesundheit sein, solange ich kann. Ich muss mit Yoga anfangen. Mehr Kohlgemüse essen. Grünen Tee trinken. Sudoku spielen. Ich will alle Alterserscheinungen hinauszögern, bis es Zeit für mich ist, den Löffel abzugeben. Und dann will ich schnell abtreten, wie Sonny Bono, beim Skifahren mit 160 Sachen in einen Baum krachen.

«Passen Sie mal auf», sagt Dr. Bouloux. «Drehen Sie sich auf den Bauch und strecken den Hintern in die Luft.»

Ich tue so, als würde ich nicht verstehen, was er meint.

«Nein, nicht so. Ziehen Sie die Knie an. Das ist die so genannte Lloyd-Davies-Stellung, benannt nach ihrem Erfinder.»

Ich kenne diese Stellung unter einer anderen Bezeichnung: von hinten.

«Auf diese Art kommt man wesentlich leichter an die Prostata ran … tut mir leid.»

Ich spüre das kühle Gel an meinem Hintern. Ich gebe ein lautes Keuchen von mir, als Dr. Bouloux seinen Finger hineinrammt.

«Der Trick bei dem Ganzen besteht darin, dass während der Prozedur niemand zur Tür hereinkommen sollte», sagt Dr. Bouloux. Ich schaue nervös auf die Doppeltür und kneife die Augen zusammen, um zu sehen, ob der Schnappverschluss zu ist.

«Mit dieser Behandlungsmethode habe ich mich erst später in

meiner beruflichen Laufbahn wieder vertraut gemacht», fährt Dr. Bouloux fort.

Ich spüre, wie sich sein Finger in alle Richtungen windet. Es ist nicht nur unglaublich unangenehm, sondern auch extrem erniedrigend.

«Mit Ihrer Prostata ist alles in Ordnung», sagt Dr. Bouloux, zieht den Handschuh aus und wirft ihn in den Mülleimer. Wieder desinfiziert er seine Hände.

«Lloyd-Davies hat das so genannte Sigmoidoskop erfunden.» Dr. Bouloux hält die Hände gut einen halben Meter weit auseinander, wie der sprichwörtliche Angler, der seinen Kollegen zeigt, was ihm für ein kapitaler Bursche entwischt ist. «Ein Gerät, das furchterregend aussieht. Der Patient geht auf die Knie, wie Sie das eben gemacht haben, man führt dieses Gerät ein und untersucht dann den Dünndarm. Und da der Magen nach unten steht, öffnet sich der Darm automatisch, und man kann leichter hineinsehen.»

Wenn ich nach dieser Studie etwas vermissen werde, dann Dr. Bouloux' unterhaltsame Anekdoten.

* * *

Der Prof und ich nehmen den Personalaufzug hinunter ins Erdgeschoss. Er steht an der Rückwand des Aufzugs und lässt einen quietschenden Furz fahren. Dann fängt er an, über Parfüm zu reden und wie schnell Frauen mittleren Alters ihr Geld loswerden bei dem vergeblichen Versuch, die Uhr zurückzudrehen.

«Vitamin-A-Produkte für die Haut und so weiter. Völlige Geldverschwendung.»

Im Erdgeschoss verabschieden wir uns voneinander. Dr. Bouloux schaut auf meine rechte Hand und fragt sich womöglich, ob ich sie ihm reiche. Ich tue es nicht.

«Tja, danke für Ihre Hilfe bei der Studie», sagt er. Dann macht er auf dem Absatz kehrt und geht.

* * *

Zwei Monate später sitze ich mit Sam am Esszimmertisch. Sie erzählt mir von den neuesten intriganten Bosheiten aus der Schule. Das Progesteron hat sich verflüchtigt und mit ihm die Kraft, auf die atmosphärischen Störungen und Machenschaften im Arbeitsalltag näher einzugehen. Ssssssssssssssssssssssssssssssssssssssssssssss sssssssssssssssssssssssssssssssssssssssssssssssssssssssssssssssssssssssssssss sssssssssssssssssssssssssssssssssssssssssssssssssssssssssssssssssssssssssssss sssssssssssssssssssssssssssssssssssssssssssssssssssssssssssssssssssssssssssss sssssssssssssssssssssssssssssssssssssssssssssssssssssssssssssssssssssssssssss sssssssssssssssssssssssssssssssssssssssssssssssssssssssssssssssssssssssssssss sssssssssssssssssssssssssssssssssssssssssssssssssssscheinheiligsssssssssss sssssssssssssssssssssssssssssssssssssssssssssssssssssssssssssssssssssssssssss sssssssssssssssssssssssssssssssssssssssssssssssssssssssssssssssssssssssssssss sssssssssssssssssssssssssssssssssssssssssssssssssssssssssssssssssssssssssssss sssssssssssssssssssssssssssssssssssssssssssssssssssssssssssssssssssssssssssss sssssssssssssssssssssssssssssssssssssssssssssssssssssssssssssssssssssssssssss sssssssssssssssssssssssssssssssssssssssssssssssssssssssssssssssssssssssssssss sssssssssssssssssssssssssssssssssssssssssssssssssssssssssssssssssssssssssssss ssssssssssssssssssssssssssssssssssssssssssssssssssskündigen.

«Du kündigst?», frage ich und schaue von meinem Kreuzworträtsel auf. Endlich.

«Nicht ich, Sally. Hast du mir nicht zugehört?»

Ich lege meinen Stift beiseite und versuche, wie ein aufmerksamer Zuhörer zu wirken.

«Tu doch nicht so, als würde dich das interessieren. Weißt du, noch vor sechs Monaten hättest du …»

Sie rückt ihren Stuhl vom Tisch weg und wirft mir einen bösen Blick zu.

«Ich vermisse meinen schwulen Mann», sagt sie.

«Tut mir leid», sage ich, «aber das ist nun mal mein wahres Ich. Das ist der Mann, den du damals geheiratet hast.»

«Ich weiß, trotzdem fühle ich mich hintergangen», sagt Sam. «Es kommt mir so vor, als hätte ich ein Jahr lang mit einem anderen Menschen zusammengelebt. All die Liebe und Aufmerksamkeit – das waren nur die Hormone. Du bist wieder wie immer.»

Jetzt komme ich mir vor, als sei mein altes Ich eine Beta-Version mit Programmierfehler gewesen. Mein neues Ich war ein großer Fortschritt, aber letztlich eine Eintagsfliege (und ein Weichei). Ich hasse dieses neue Ich. Warum musste es in Erscheinung treten und alles kaputt machen? Jetzt, da Sam eine Vorstellung davon hat, wie ich sein kann, will sie, dass ich immer so bin. Aber was war ich denn? Ein Mensch zwischen den Extremen, hin- und hergerissen zwischen Höhlenmensch mit niederen Instinkten und Frauenversteher, der mit Vorliebe tratscht, shoppen geht und kuschelt. Ist es das, was Frauen wirklich wollen?

Mittwoch, 15. März 2006

Der Radiowecker geht an. Mit Schlaf in den Augen wandert mein Blick zur Uhr: halb sieben. Es kommt mir vor, als sei es eine Ewigkeit her, dass ich ständig morgens um fünf mit verquollenen Glupschaugen aufgewacht bin. Ich will mich noch einmal für zehn Minuten umdrehen, bevor ich duschen gehe. Aber als ich mir die Decke über den Kopf ziehe, höre ich etwas in den Nachrichten, das mich mit einem Schlag aufrecht dasitzen lässt. *Sechs Teilnehmer einer Medikamentenstudie an einer Nordlondoner Klinik befinden sich auf der Intensivstation. Zwei der Männer wurden mit multiplem Organversagen eingeliefert, ihr Zustand ist kritisch. Die Polizei hat Ermittlungen eingeleitet.*

«Das war's», höre ich Sam unter der Decke sagen. «Du nimmst nie mehr an irgendeiner Studie teil.»

«Keine Angst», versichere ich ihr. «Das Thema ist durch.»

Und das meine ich auch so. Trotzdem werde ich auch in Zukunft hin und wieder Medikamente nehmen müssen; und selbst Medikamente, die offiziell auf dem Markt sind, können dich umbringen. Vioxx, das Schmerzmittel, hatte sämtliche Zulassungsverfahren mit Erfolg durchlaufen, trotzdem könnte es nach Schätzungen der amerikanischen Arzneimittelzulassungsbehörde allein in den Vereinigten Staaten in bis zu 140 000 Fällen Herzerkrankungen verursacht haben. Thalidomid – ein anderes Medikament mit ordentlicher Zulassung – verursachte in 120 00 Fällen Missbildungen bei Neugeborenen. Seroxat wurde mit Teenager-Selbstmorden in Verbindung gebracht.

Natürlich lauern die Risiken bei einem Medikament eher in Phase I als nach der Markteinführung. Und auch Phase II hat nach meiner Erfahrung durchaus ihre Risiken. Vielleicht war es einfach naiv, mich derart überstürzt als Freiwilliger für diese Studie zu melden. In den vergangenen 18 Monaten habe ich meiner Gesundheit einen Bärendienst erwiesen, sowohl physisch als auch psychisch. Ich hätte mich ernsthafter mit den möglichen Nebenwirkungen auseinandersetzen müssen. Außerdem hätte ich als Journalist wesentlich mehr recherchieren müssen, bevor ich die Einwilligungserklärung unterschrieb. In diesem Fall hätte ich in Erfahrung gebracht, dass Progestin (synthetisches Progesteron) die Konzentration von Monoaminoxidase (MAO) im Gehirn erhöht. MAO ist eine chemische Substanz, die Serotonin abbaut, also den Neurotransmitter, der unter anderem den Gemütszustand regelt. Ich hätte auch herausgefunden, dass reine Progestin-Empfängnisverhütungsmittel (die so genannte «Minipille») dafür bekannt sind, depressive Zustände bei Frauen zu verschlimmern, die bereits klinische Symptome einer Depression aufweisen.

Zieht man dann noch die Tatsache in Betracht, dass bei Hypochondern die Wahrscheinlichkeit zehnmal höher als beim Durchschnitt liegt, in eine ernsthafte Depression zu verfallen, hätte ich vermutlich einen großen Bogen um die Royal-Free-Klinik gemacht. Auch wenn ich es in vollen Zügen ausgekostet habe, durch die Testosteronspritzen abzugehen wie eine Rakete – es hat alles seinen Preis.

Trotz alledem bin ich der Meinung, dass das Team an der Royal-Free-Klinik die Studie streng nach Vorschrift durchführte. Sämtliche Gesundheitsrisiken wurden mir vor Beginn der Studie erläutert, und ich war mir der Risiken voll und ganz bewusst, als ich die Einwilligungserklärung unterschrieb. Das einzige Versäumnis bestand meines Erachtens darin, dass ich nie nach meiner psychischen Verfassung gefragt wurde. Da Stimmungsschwankungen bei dieser Art von Hormonbehandlung zu den bekannten Nebenwirkungen gehören, sollte man annehmen, dass eine Untersuchung der psychischen Verfassung mindestens genauso wichtig wie eine normale Kontrolluntersuchung ist, wenn nicht sogar wichtiger.

Juli 2006

Seit fast einem Jahr bin ich jetzt frei von Depressionen. Es ist Samstagmorgen, ein milder Sommertag, und ich sitze im Garten, trinke Kaffee und lese Zeitung. Ich höre, wie der Postbote die Post durch den Briefkastenschlitz steckt. Da ich immer hoffe, dass der ein oder andere Scheck dabei ist, lege ich die Zeitung beiseite und gehe die Post holen. Auch ein Brief der Royal-Free-Klinik ist dabei.

Lieber Clint,
Betr.: Studie hormonales Verhütungsmittel für Männer
Die Ergebnisse sind inzwischen bekannt, und ich kann Ihnen mitteilen, dass Sie während der gesamten Studie zur Erprobung eines Verhütungsmittels für Männer die echte Medikation bekamen.
Als Zeichen der Anerkennung ist ein Scheck über £ 60 beigefügt.

«Sieht so aus, als hätten sie mir das echte Ding verpasst.» Ich gebe Sam den Brief.

«Was hättest du gemacht, wenn nicht?»

«Professionelle Hilfe in Anspruch genommen.»

Sam nimmt den Scheck. «Ich glaube, der steht mir zu. Für all den Schmerz, den ich ertragen musste.»

«War es wirklich so schlimm?»

«Na ja, es war interessant zu beobachten, wie du all die Ängste und Stimmungstiefs durchlebt hast, die ich Monat für Monat durchmache … vielleicht sollten alle Frauen Prozac nehmen. Jedenfalls bin ich froh, dass ich den Clint wiederhabe, den ich geheiratet habe, auch wenn das bedeutet, dass ich beim Ausräumen der Spülmaschine jedes Mal im Stehen von hinten gepackt werde.» Dann küsst sie mich zärtlich auf die Wange und geht zurück ins Haus.

Epilog

Bei meinem letzten Besuch in der Royal-Free-Klinik gab mir Helen einen Fragebogen zum Ausfüllen.

Wie zufrieden sind/waren Sie mit der Studie?

Ich kreuzte Antwort 2 an: *Unzufrieden.*

Würden Sie das Medikament nehmen, wenn es auf dem Markt verfügbar wäre?

Antwort 4: *Nein, mit Sicherheit nicht.*

Würden Sie das Medikament weiterempfehlen, wenn es auf dem Markt verfügbar wäre?

Antwort 2: *Ja, wahrscheinlich.*

Und das stimmt wirklich. Wenn meine negativen Reaktionen – von der Depression einmal abgesehen – sich im statistisch irrelevanten Bereich bewegen, warum sollten Männer dann nicht auf eine weitere Alternative bei der Verhütung zurückgreifen können? Ich mag zwar auf die Hormone extrem reagiert haben, aber vielleicht war ich auch in einer Probandengruppe, der nicht die optimale Dosierung verabreicht wurde, oder vielleicht reagiere ich besonders empfindlich auf Schwankungen des Hormonspiegels.

Ich glaube, die «Pille für den Mann» ist eine großartige Idee, vor allem für monogame Männer in einer festen Beziehung. Ein Drittel aller Männer übernehmen Verantwortung bei der Verhütung, und diese Quote wäre vermutlich höher, wenn es mehr Alternativen gäbe.

In jedem Artikel, den ich zu diesem Thema gelesen habe, taucht immer ein und dieselbe Frage von Seiten der Frauen auf: *Wie kann ich mich auf einen Mann verlassen, der behauptet, er nimmt die Pille?* Die Antwort ist denkbar einfach: Eine Pille als solche gibt es nicht, dafür ein auffälliges Stück Plastik unter der Haut. Simulieren oder lügen ausgeschlossen. Genauso könnte ich fragen: *Wie kann ein Mann darauf vertrauen, dass seine Partnerin die Pille genommen hat?* Wenn eine Frau beschließt, sie will ein Kind von einem bestimmten Mann, er aber dagegen ist, würde er nicht mitbekommen, wenn sie die Pille absetzt. Sie könnte die Schwangerschaft den 0,2 Prozent von Fällen zuschreiben, in denen die Pille versagt. Er würde die nächsten 18 Jahre Unterhalt zahlen und wäre so klug wie zuvor. Mit Sicherheit läuft der Mann eher Gefahr, hereingelegt zu werden.

Auf jeden Fall gibt es viele Frauen, die die Pille nicht vertragen, warum also sollten wir Männer nicht einen Teil der Verantwortung für die Familienplanung übernehmen? Als ich meiner Freundin Sonja von meiner hormonellen Achterbahnfahrt erzählte, berichtete sie mir von ähnlichen Erfahrungen, die sie gemacht hatte, als sie die Pille nahm. «Durch die Pille war ich sehr niedergeschlagen und leicht reizbar», sagte sie. «Nach einer gewissen Zeit machte mir nichts mehr Spaß, und ich war ausgesprochen gefühlsduselig. Es war echt eine schlimme Erfahrung. Und Sex war überhaupt kein Thema mehr, was die Pille ziemlich überflüssig machte.» Sie sagte, sie kenne viele Frauen, denen es ähnlich ergangen war.

Wenn also weltweit schätzungsweise 100 Millionen Frauen, die Tag für Tag irgendein Verhütungsmittel schlucken, sich mit Stimmungsschwankungen, Gewichtszunahme, Übelkeit, Schwindelgefühlen, Haarausfall und Kopfschmerzen herumplagen müssen, warum dann die Männer nicht? Ist es nicht langsam an der Zeit, dass wir gleiche Bedingungen schaffen?